CUISINE FACILE RAPIDE ET EFFICACE

190 Recettes rapides pour les gens occupés

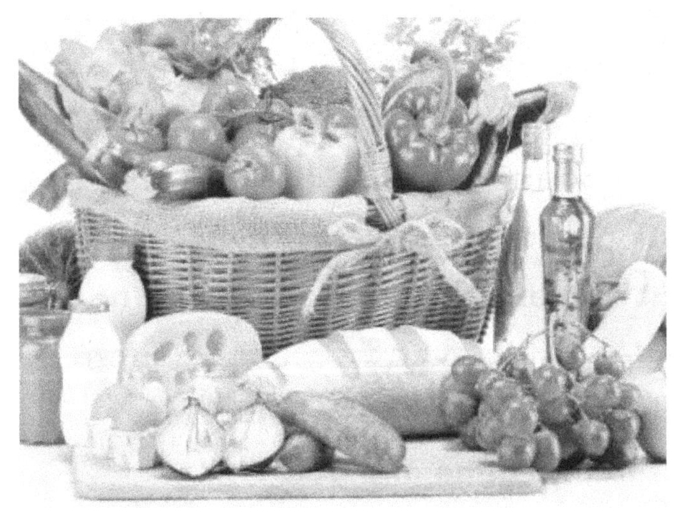

HÉLÈNE LEGRAND

MENTIONS LEGALES

lire ce livre merveilleux ne garantit pas votre succès. Alors, vous devrez appliquer chaque étape du processus afin d'obtenir les résultats que vous recherchez. Ce que je vous recommande c'est d'appliquer, appliquez et appliquez soigneusement pour atteindre vos objectifs et réaliser vos rêves même s'ils sont les plus fous. La condition indispensable de votre succès et le travail acharné. Sachez bien que Nous faisons de nos mieux pour fournir les meilleures informations et les stratégies éprouvées sur le sujet.

Nous n'assumons aucune responsabilité pour ce que vous choisissez de faire avec ces informations. Utilisez votre propre jugement. Nos conseils c'est d'utiliser les informations de cette publication dans le bon sens pour bénéficier le maximum possible. Vos résultats peuvent différer des nôtres. Vos résultats de l'utilisation de ces informations objet de cette publication dépendront de vous, vos compétences et vos efforts, et d'autres facteurs imprévisibles différents. Utilisez cette information judicieusement et à vos risques et périls.

INTRODUCTION

De nombreuses études scientifiques récentes soulignent les bénéfices de l'alimentation cétogène sur les maladies « de civilisation » : obésité, diabète, cancer, maladies neurodégénératives, inflammatoires, auto-immunes...

Dans cet ouvrage, vous découvrirez les recettes dédiées pour adopter ce régime pauvre en glucides et riche en lipides pour vivre longtemps et en bonne santé. Alors, vous allez Découvrir dans ce guide l'alternance cohérente des recettes et les bienfaits de l'alimentation cétogène :

D'ailleurs, on remarque que de plus en plus de personnes s'intéressent au régime cétogène mais elles sont bloquées par :

Les principes pas toujours clairement expliqués

Des calculs qui peuvent paraître complexes,

Des recettes trop longues et trop compliquées utilisant des ingrédients rares et chers. Avec le livre «» l'alimentation cétogène vous paraîtra à la fois facile d'accès et savoureuse. Des recettes cétogènes faciles et rapides. Plus de 160 recettes cétogènes, simples et sans préparation compliquée, basées sur des produits de tous les jours pour vous permettre de simplifier la vie en keto.

Vous aurez à votre disposition votre ultime guide céto pour perdre du poids efficacement, équilibrer les hormones, gagner en énergie, combattre l'inflammation, stimuler la santé du cerveau et prévenir les maladies !

Aujourd'hui, le régime cétogène est le régime alimentaire qui connaît la croissance la plus rapide au monde, et cela pour de bonnes raisons. Lorsqu'il est pratiqué correctement, il a été prouvé qu'il brûle les graisses, réduit l'inflammation, combat le

cancer, équilibre les hormones et les bactéries intestinales,
améliore les maladies neurologiques et augmente même

La durée de vie.

RECETTES DU BOEUF

1. Soupe de bœuf à la campagne

(Prêt en 45 minutes environ | Portions 4)

Par portion: 181 calories; 8,6 g de matières grasses; 2,1 g de glucides; 23,2 g de protéines; 0,5 g de fibres

Ingrédients

Mandrin de 3/4 livre, coupé en cubes de la taille d'une bouchée
1/2 cuillère à soupe de saindoux, à température ambiante
4 tasses de bouillon d'os de bœuf
1 côte de céleri, hachée
1/2 tasse d'oignons verts, hachés

Préparations

Faire fondre le saindoux dans une casserole à feu moyen-vif.
Maintenant, saisissez le bœuf pour 5 à 6 minutes, en remuant périodiquement pour assurer une cuisson uniforme; réserve.
Après cela, faites revenir le céleri et les oignons verts dans la poêle pendant environ 3 minutes ou jusqu'à ce qu'ils se soient ramollis. Déglacer la poêle avec le bouillon de bœuf.
Remettre le bœuf réservé dans la marmite et porter à ébullition.
Réduire chauffer à moyen-doux et laisser cuire environ 30 minutes. Répartir entre des bols individuels. Bon appétit!

2. Burgers maison

(Prêt en environ 20 minutes | Portions 6)

Par portion: 325 calories; 21,5 g de matières grasses; 1,3 g de glucides; 29,9 g de protéines; 0,4 g de fibres

Ingrédients

2 onces de bacon, haché
1 échalote, hachée

4 cuillères à soupe de farine d'amande
1 ½ livres de mandrin moulu
2 gousses d'ail émincées

Préparations

Mélanger tous les ingrédients dans un bol jusqu'à ce qu'ils soient bien mélangés. Assaisonner avec du sel et du noir poivrer et former le mélange en 6 galettes.

Préchauffer une lèchefrite préalablement graissée avec un aérosol de cuisson antiadhésif.

Faites cuire vos hamburgers à feu moyen-vif pendant environ 5 minutes de chaque côté. Servir sur des petits pains céto et savourer!

3. Bol de bœuf teriyaki

(Prêt en environ 15 minutes | Portions 6)

Par portion: 207 calories; 11g de matières grasses; 1,1 g de glucides; 24,2 g de protéines; 0,1 g de fibres

Ingrédients

1 ½ livre de bifteck de fond rond, coupé en bouchées
1 oignon, tranché
1 courgette, tranchée
1 paquet (0,07 once) de stévia
2 cuillères à soupe de vinaigre de riz

Préparations

Dans un wok, chauffer 1 cuillère à soupe d'huile de sésame à feu moyen-vif. Saisir le bœuf pendant environ 7 minutes jusqu'à ce qu'il ne soit plus rose; réserve.

Faites chauffer 1/2 cuillère à soupe d'huile de sésame et faites cuire l'oignon et les courgettes de 4 à 5 minutes ou jusqu'à tendreté.

Mélanger la stévia et le vinaigre de riz pour faire la sauce; ajouter 2 cuillères à soupe d'aminos de noix de coco, si désiré.

Ajouter la sauce au wok avec le bœuf réservé.

Cuire de 3 à 4 minutes de plus ou jusqu'à ce que le tout soit bien chaud.
Servez et dégustez!

4. Salade de steak et poivrons

(Prêt en 15 minutes environ | Portions 5)

Par portion: 276 calories; 15,3 g de matières grasses; 4,4 g de glucides; 29g de protéines; 1,1 g de fibres

Ingrédients

1 lb de biftecks de surlonge de bœuf, tranchés en lanières de la taille d'une bouchée
2 poivrons, tranchés
2 cuillères à soupe de sauce soja
1 ½ cuillère à soupe de jus de citron frais
2 tomates, tranchées

Préparations

Badigeonner les parois et le fond de votre wok d'un aérosol de cuisson antiadhésif.
Ensuite, faites sauter le bœuf pendant 6 à 7 minutes en secouant le wok. Ajouter les poivrons et poursuivre la cuisson 2 minutes supplémentaires ou jusqu'à ce que les poivrons soient croustillants soumissionner.
Placez le bœuf cuit et le poivre dans un bol de service.
Mélanger avec la sauce soya, le jus de citron et les tomates. Servir et savourer!

5. Fromage burgers familiaux classiques

(Prêt en environ 15 minutes | Portions 3)

Par portion: 533 calories; 35,1 g de matières grasses; 4,8 g de glucides; 46 g de protéines; 0,8 g de fibres

Ingrédients

1 livre de boeuf haché

3 tranches de fromage Colby

1 cuillère à soupe d'huile d'olive

1 oignon blanc, tranché

1 cuillère à café de mélange d'assaisonnement pour burger

Préparations

Avec les mains huilées, mélanger le bœuf haché avec le mélange d'assaisonnement pour burger; saison avec du sel et du poivre noir au goût.

Rouler le mélange en 3 galettes égales.

Chauffer l'huile d'olive dans une poêle à griller à feu moyen-vif.

Ensuite, faites griller votre burgers pendant 5 à 6 minutes, en les retournant avec une large spatule.

Garnir de fromage et cuire 5 minutes de plus ou jusqu'à ce que le fromage soit fondu. Servir avec des oignons et savourer!

6. Poitrine de bœuf à l'asiatique

(Prêt en environ 15 minutes | Portions 3)

Par portion: 277 calories; 21,5 g de matières grasses; 2,7 g de glucides; 17,4 g de protéines; 0,8 g de fibres

Ingrédients

Poitrine de boeuf de 3/4 livre, coupée en petits morceaux

2 tasses de champignons de Paris, tranchés

3 oignons verts, tranchés

1 céleri, coupé en allumettes

1 cuillère à café de poudre de cinq épices

Préparations

Chauffer 1 cuillère à soupe d'huile d'arachide dans une casserole de taille moyenne à feu moyen forte chaleur.

Ensuite, faites cuire la poitrine de bœuf pendant 5 à 6 minutes en secouant la poêle fréquemment.

Ajouter un peu de vin Shaoxing (environ 4 cuillères à soupe) et déglacer la poêle.

Incorporer les champignons, les oignons verts et le céleri et poursuivre la cuisson de 3 à 5 minutes de plus jusqu'à ce qu'ils aient ramolli.
Assaisonner avec de la poudre de cinq épices. Prendre plaisir!

7. Curry de boeuf thaï rustique

(Prêt en environ 35 minutes | Portions 6)
Par portion: 216 calories; 10,6 g de matières grasses; 5,2 g de glucides; 24,8 g de protéines; 2,5 g de fibres
Ingrédients
1 ½ livres de mandrin moulu
1 cuillère à soupe de curry thaï en poudre
1 tête de brocoli moyenne, coupée en fleurons
1 ½ tasse de sauce tomate
1 échalote, hachée
Préparations
Dans une casserole, faire fondre 2 cuillères à café de suif (ou d'huile de noix de coco) jusqu'à ce qu'elles grésillent. Une fois que c'est chaud, faites cuire la viande hachée jusqu'à ce qu'elle ne soit plus rosée, en la cassant avec une fourchette ou spatule large.
Incorporer les ingrédients restants. Réduisez le feu pour laisser mijoter; laissez mijoter à feu moyen-doux pendant 20 à 25 minutes ou jusqu'à ce que le tout soit chaud. Garnir d'une petite poignée de basilic thaï. Prendre plaisir!

8. Poitrine de boeuf salé classique

(Prêt en environ 3 heures 15 minutes | Portions 8)
Par portion: 435 calories; 33,8 g de matières grasses; 4g de glucides; 27,3 g de protéines; 2g de fibres
Ingrédients
2 branches de céleri, tranchées

3 livres de poitrine de bœuf salé
2 cuillères à soupe d'huile d'olive
1/2 tasse de bouillon d'os de bœuf
1 tasse de bière ale

Préparations

Ajouter le céleri et la poitrine de bœuf dans un sac refermable; ajouter dans la séquence de Montréal assaisonner et secouer pour bien enrober. Placez le bœuf assaisonné dans un papier d'aluminium poêle à frire.

Ajouter l'huile d'olive, le bouillon d'os de bœuf et la bière. Pendant ce temps, préchauffez votre four à 360 degrés F.Enveloppez dans du papier d'aluminium et faites cuire au four four préchauffé pendant 50 minutes.

Réduisez la température de votre four et faites cuire 2 heures supplémentaires à 310 degrés F.

Votre poitrine est cuite lorsqu'elle atteint une température interne de 190 degrés F. Tatez et rectifiez les assaisonnements. Ensuite, placez la poitrine sous la poitrine préchauffée faire griller environ 8 minutes. Laisser reposer 10 minutes avant de trancher dans le sens des fibres. Servir avec le jus de cuisson et savourez!

9. Ragoût copieux de bœuf et de légumes

(Prêt en 45 minutes environ | Portions 2)

Par portion: 372 calories; 16,8 g de matières grasses; 5,4 g de glucides; 41g de protéines; 4g de fibres

Ingrédients

1 once de bacon, coupé en dés
1 tasse de sauce pour pâtes aux herbes, sans sucre ajouté
Palette de boeuf bien marbrée de 3/4 livre, désossée et coupée en morceaux de 1-1 / 2 po
1 panais, haché
2 poivrons, hachés

Dans une cocotte, cuire le bacon à feu moyen-vif; réserve.

Dans la graisse de bacon, dorer les morceaux de bœuf environ 4 minutes ou jusqu'à ce qu'ils soient bien bruni; réserve.

Ensuite, faites revenir le panais et les poivrons pendant 4 minutes de plus jusqu'à ce qu'ils aient ramolli.

Assaisonner avec du sel et du poivre noir au goût.

Ajouter la sauce pour pâtes aux herbes avec le boeuf réservé.

Lorsque votre mélange atteint l'ébullition, réduisez le feu pour laisser mijoter.

Laisse mijoter pendant environ 30 minutes ou jusqu'à ce que tout soit bien cuit.

Servir garni du bacon réservé. Bon appétit!

10. Pain de viande avec un glaçage sucré collant

(Prêt en environ 1 heure | Portions 2)

Par portion: 517 calories; 32,3 g de matières grasses; 8,4 g de glucides; 48,5 g de protéines; 6,5 g de fibres

Ingrédients

Mandrin moulu 3/4 livre

1/4 tasse de farine de lin

2 œufs battus

1/2 tasse de sauce tomate à l'ail et l'oignon

1 cuillère à café de fruit de moine liquide

Préparations

Dans un bol à mélanger, mélanger le mandrin haché, la farine de lin et les œufs; assaisonner avec le sel et le poivre noir.

Dans un autre bol à mélanger, mélanger la sauce tomate et le fruit de moine liquide; ajouter 1 cuillère à café de moutarde et fouetter jusqu'à ce que le tout soit bien mélangé.

Verser le mélange dans le moule à pain tapissé de papier d'aluminium et lisser la surface.

Cuire dans le four préchauffé à 365 degrés F pendant environ 25 minutes.

Verser le mélange de tomates sur le pain de viande et continuer
à cuire pendant 25 minutes supplémentaires ou jusqu'à ce
qu'elles soient bien cuites.
Laisser reposer votre pain de viande pendant 10 minutes avant
de le trancher et de le servir. Bon appétit!

11. Bœuf aux légumes de récolte

(Prêt en environ 20 minutes | Portions 5)

Par portion: 261 calories; 14,3 g de matières grasses; 4g de
glucides; 30,1 g de protéines; 1,2 g de fibres

Ingrédients

2 cuillères à soupe d'huile d'olive
1 ½ livre de mandrin, coupé en cubes de la taille d'une bouchée
2 poivrons, déveinés et tranchés
2 tasses de fleurons de chou-fleur
1 oignon rouge, tranché

Préparations

Dans une casserole, chauffer l'huile d'olive à feu moyen-
vif. Saisir le bœuf pour 4 à 5 minutes jusqu'à ce qu'il ne soit plus
rose; mettre de côté.
Ensuite, faites cuire les poivrons, le chou-fleur et l'oignon dans
la poêle jusqu'à ce que tendre, en ajoutant environ 1/4 tasse
d'eau si nécessaire.
Porter à ébullition et réduire immédiatement le feu à moyen-
doux. Maintenant, laisse le laisser mijoter 10 minutes ou jusqu'à
ce que le liquide de cuisson se soit évaporé. Bon appétit!

12. Bœuf haché dans une poêle

(Prêt en 20 minutes environ | Servings 7)

Par portion: 338 calories; 17,8 g de matières grasses; 7,6 g de
glucides; 36,2 g de protéines; 1,5 g de fibres

Ingrédients

2 onces de bacon, coupé en dés

1/2 tasse d'oignon espagnol, haché

2 livres de bœuf haché

2 courgettes, tranchées

2 tasses de sauce tomate à l'ail

Préparations

Dans une poêle en fonte, faire revenir le bacon de 3 à 4 minutes jusqu'à ce que le gras soit libéré; réserve.

Dans la graisse de bacon, cuire le bœuf haché 4 à 5 minutes.

Ensuite, ajoutez le courgettes et oignon espagnol; continuer à faire sauter de 4 à 5 minutes de plus ou jusqu'à ce qu'ils se soient ramollis.

Incorporer la purée de sauce et assaisonner de sel et de poivre. Lorsque le mélange atteint l'ébullition, réduisez le feu pour laisser mijoter. Continuer à cuire, partiellement couvert, pendant 7 à 8 minutes de plus. Garnir d'olives Kalamata, si désiré. Prendre plaisir!

13. Rôti de mandrin aux fines herbes

(Prêt en environ 3 heures 10 minutes | Portions 5)

Par portion: 359 calories; 16,4 g de matières grasses; 5,1 g de glucides; 47,5 g de protéines; 1,2 g de fibres

Ingrédients

2 livres et demi de rôti de mandrin

1 ½ cuillères à soupe de saindoux, température ambiante

1/2 tasse de céleri, haché

1/2 tasse de poireaux, tranchés

2 tomates mûres sur la vigne, en purée

Préparations

Commencez par préchauffer votre four à 340 degrés F.

Dans une casserole à fond épais, faire fondre le saindoux à feu moyen-vif. Maintenant, faire sauter le céleri et le poireau pendant 4 à 5 minutes.

Transférer le mélange dans une cocotte légèrement graissée.

Ajouter les tomates et le rôti de mandrin. Saupoudrer le tout d'herbes italiennes mélanger. Rôtir au four préchauffé pendant 3 heures. Trancher le bœuf dans le sens contraire des fibres et servir chaud. Bon appétit !

14. Salade de bifteck à l'avocat

(Prêt en environ 20 minutes | Portions 4)

Par portion: 231 calories; 17,1 g de matières grasses; 6g de glucides; 13,8 g de protéines; 3,4 g de fibres

Ingrédients

8 onces de flanc de bifteck, assaisonné de sel et de poivre

1 avocat mûr, pelé et tranché

1 concombre, tranché

2 tomates anciennes de taille moyenne, tranchées

1/2 tasse d'oignons, tranchés finement

Préparations

Faites chauffer 1 cuillère à soupe d'huile d'olive dans une poêle à feu moyen. Marron la bavette pendant 5 à 7 minutes, en la retournant périodiquement pour assurer une cuisine.

Une fois que la viande est suffisamment froide pour être manipulée, coupez-la finement dans le sens du grain. Endroit la viande dans un bol de service.

Ajouter le reste des ingrédients et mélanger avec 1 cuillère à soupe d'huile d'olive et jus de citron. Servir à température ambiante ou bien frais. Prendre plaisir!

15. Soupe aux légumes de récolte et hamburgers

(Prêt en environ 35 minutes | Portions 2)

Par portion: 299 calories; 15,1 g de matières grasses; 6,5 g de glucides; 32g de protéines; 2,7 g de fibres

Ingrédients

1/2 livre de boeuf haché maigre

1 tasse de chou vert, râpé

1/2 tasse de branches de céleri, hachées

1 tomate mûre sur la vigne, en purée

1/2 tasse d'oignons verts, hachés

Préparations

Chauffer 1 cuillère à café d'huile d'olive dans une marmite à feu moyen-vif. Maintenant, cuisinez le bœuf et le céleri pendant 4 à 5 minutes. Ajouter les oignons verts et continuer à faire sauter 2 à 3 minutes supplémentaires ou jusqu'à ce qu'il sera tendre. Ensuite, ajoutez le chou et la tomate; faites mijoter la température et continuer à cuire, partiellement couvert, pendant 35 à 40 minutes de plus. Bon appétit!

16. Boulettes de viande Italiennes à la sauce

(Prêt en environ 15 minutes | Portions 3)

Par portion: 458 calories; 35,8 g de matières grasses; 4,3 g de glucides; 28,2 g de protéines; 0,2 g de fibres

Ingrédients

1 cuillère à café de mélange d'épices italiennes

1/2 livre de boeuf haché

1 oeuf

3 onces de fromage Asiago, râpé

1/4 tasse de mayonnaise

Préparations

Dans un bol à mélanger, bien mélanger le mélange de tranches italiennes, le bœuf et l'œuf. Mélanger jusqu'à ce que tout soit bien combiné. Rouler le mélange en boulettes de viande.

Dans un autre bol, mélanger le fromage Asiago et la mayonnaise.

Faites chauffer 1 cuillère à soupe d'huile d'olive dans une poêle à feu moyen.

Ensuite, saisir les boulettes de viande environ 5 minutes, en les retournant de temps en temps pour s'assurer même cuisiner. Bon appétit!

17. Soupe hamburger à l'ancienne

(Prêt en environ 1 heure | Portions 7)

Par portion: 301 calories; 17,7 g de matières grasses; 3,3 g de glucides; 32,5 g de protéines; 0,8 g de fibres

Ingrédients

Mandrin moulu de 2 livres et demi

1 branche de céleri, hachée

1 oignon jaune, haché

2 tomates mûres, en purée

3 cubes de bouillon

Préparations

Dans une grande casserole, chauffer 2 cuillères à soupe d'huile de sésame à feu moyen-vif.

Faire dorer le mandrin moulu pendant environ 5 minutes, en remuant et en brisant avec une fourchette.

Ajouter le céleri et l'oignon et continuer à faire sauter 4 à 5 minutes de plus.

Incorporer les tomates et les cubes de bouillon. Versez 7 tasses d'eau et remuez pour bien combiner.

Faites mijoter le feu et continuez à cuire, partiellement couvert, pendant environ 45 minutes, en remuant périodiquement.

Répartir dans des bols individuels et servir chaud.

18. Champignons farcis au boeuf et fromage

(Prêt en environ 25 minutes | Portions 5)

Par portion: 148 calories; 8,4 g de matières grasses; 4,8 g de glucides; 14,1 g de protéines; 1,1 g de fibres

Ingrédients

20 champignons de Paris, tiges enlevées

6 onces de boeuf haché

1 gousse d'ail émincée

1/3 tasse de fromage de chèvre, émietté

2 cuillères à soupe d'échalote, émincée

Préparations

Commencez par préchauffer votre four à 365 degrés F.

Bien mélanger le bœuf haché, le fromage, l'échalote et l'ail dans un mélange.

Assaisonner avec du sel et du poivre noir.

Répartir la garniture entre les champignons.

Cuire au four préchauffé environ 20 minutes et servir dans la pièce Température. Prendre plaisir!

19. Rôti de pot avec purée de légumes

(Prêt en environ 1 heure 25 minutes | Portions 5)

Par portion: 324 calories; 15,1 g de matières grasses; 6,5 g de glucides; 38,4 g de protéines; 2,8 g de fibres

Ingrédients

2 cuillères à soupe de beurre

1 cuillère à soupe de mélange d'assaisonnement pour steak

2 livres de rosbif de boeuf

1/2 livre de panais, hachés

Fleurons de chou-fleur 1/3 livre

Préparations

Commencez par préchauffer votre four à 365 degrés F.

Frottez le rôti de mandrin avec le mélange d'assaisonnement pour steak de tous les côtés. Placez le mandrin

rôtir sur un plat de cuisson tapissé de papier sulfurisé.

Cuire au four préchauffé pendant 50 minutes. Laissez reposer 10 minutes avant trancher.

En attendant, faites bouillir le chou-fleur et le panais dans une casserole vers 30 minutes.

Jeter l'eau et bien égoutter. Incorporer le beurre et réduire en purée à votre goût cohérence. Servez de la purée de légumes avec le rosbif et dégustez!

20. Ragoût de boeuf aromatique

(Prêt en environ 55 minutes | Portions 6)

Par portion: 277 calories; 21,5 g de matières grasses; 2,7 g de glucides; 17,4 g de protéines; 0,8 g de fibres

Ingrédients

1 ½ livre de mandrin supérieur, coupé en cubes de la taille d'une bouchée

1/2 tasse d'oignons, hachés

2 poivrons italiens, hachés

1 branche de céleri, hachée

1 tasse de sauce tomate à l'ail

Préparations

Dans une casserole à fond épais, faire fondre 1 cuillère à café de saindoux à feu moyen-vif.

Saisir le mandrin supérieur pendant environ 10 minutes jusqu'à ce qu'il soit doré; réserve.

Dans le jus de cuisson, faire revenir l'oignon, les poivrons italiens et le céleri pendant 5 à 6 minutes jusqu'à ce qu'ils aient ramolli.

Remettez le bœuf dans la casserole avec la sauce tomate. Assaisonner avec du sel et poivre noir.

Laisser mijoter, partiellement couvert, pendant 35 à 40 minutes.

Bon appétit!

21. Pain de viande double fromage

(Prêt en environ 1 heure | Portions 4)

Par portion: 361 calories; 23,1 g de matières grasses; 5,6 g de glucides; 32,2 g de protéines; 0,8 g de fibres

Ingrédients

1 livre de boeuf haché

2 cuillères à café d'huile de tournesol

1 œuf, battu

1 tasse de sauce marinara
1 fromage suisse, râpé

Préparations

Dans une poêle, chauffer l'huile à feu moyen-vif. Cuire le bœuf haché jusqu'à plus rose ou 4 à 5 minutes. Assaisonner avec l'oignon en poudre, le sel et le noir Poivre à goûter.
Ajouter le fromage et l'œuf; mélanger jusqu'à ce que tout soit bien incorporé. Presse le mélange dans un plat de cuisson légèrement graissé.
Cuire au four préchauffé à 380 degrés F pendant 40 minutes. Maintenant, cuillère sauce marinara sur le pain de viande. Continuez à cuire 10 minutes supplémentaires ou jusqu'à ce qu'elles soient bien cuites. Prendre plaisir!

22. Sauté de bœuf chinois

(Prêt en environ 15 minutes | Portions 3)

Par portion: 179 calories; 10,4 g de matières grasses; 5,8 g de glucides; 16,5 g de protéines; 1g de fibres

Ingrédients

Mandrin moulu 1/2 livre
1 cuillère à café de sauce soja tamari
1 gousse d'ail émincée
1 échalote, émincée
4 onces de champignons bruns, tranchés

Préparations

Chauffer l'huile de sésame dans un wok à feu moyen. Faire dorer le mandrin moulu pour environ 5 minutes, émietté avec une spatule. Réserve.
Ensuite, faites cuire les champignons, l'ail et l'échalote pendant encore 4 minutes ou jusqu'à ce que ils se sont adoucis. Ajouter la sauce soja tamari avec le bœuf réservé.
Réduire le feu et laisser mijoter et poursuivre la cuisson environ 3 minutes, en remuant continuellement. Sers immédiatement.

23. Rôti de bœuf aromatique aux herbes

(Prêt en environ 1 heure 10 minutes | Portions 2)

Par portion: 316 calories; 13,2 g de matières grasses; 2,6 g de glucides; 47,2 g de protéines; 0,5 g de fibres

Ingrédients

1 livre de rôti de croupe, désossé

1 cuillère à soupe de moutarde jaune

1 cuillère à soupe de mélange d'épices méditerranéen

1/2 tasse de bouillon d'os de bœuf

2 oignons jaunes, coupés en quartiers

Préparations

Séchez le rôti avec des torchons. Ensuite, placez le rôti, la moutarde jaune et les épices dans un sac refermable. Secouez pour enrober votre rôti de tous les côtés.

Placez le rôti dans un plat allant au four et versez le bouillon. Dispersez les oignons autour du rôti.

Rôtir au four préchauffé à 360 degrés F pendant 30 à 35 minutes. Ensuite réduire le feu à 300 degrés F et cuire le rôti pendant 35 minutes de plus. Prendre plaisir !

24. Pain de viande Italien avec sauce marinara

(Prêt en environ 1 heure 15 minutes | Portions 6)

Par portion: 342 calories; 21,2 g de matières grasses; 5,9 g de glucides; 30,4 g de protéines; 0,9 g de fibres

Ingrédients

1/2 tasse de poireaux, hachés

1 ½ livres de mandrin moulu

1 œuf, battu

1/2 tasse de lait entier

1/2 tasse de sauce marinara faible en glucides

Préparations

Préchauffez votre four à 330 degrés F.

Faire fondre 1 cuillère à café de suif dans une casserole à feu moyen; faire cuire les poireaux et mandrin haché pendant 5 à 6 minutes, en remuant périodiquement.
Ensuite, ajoutez l'œuf et le lait; assaisonner avec le sel et le poivre noir au goût et mélanger pour bien combiner.
Versez le mélange de viande dans un moule à pain légèrement graissé. Cuire au four préchauffé four pendant 45 à 50 minutes.
Ensuite, garnissez votre pain de viande avec la sauce marinara et continuez à cuire pendant encore 8 à 10 minutes.
Bon appétit!

25. Bœuf Saucy aux Herbes

(Prêt en environ 50 minutes | Portions 4)
Par portion: 421 calories; 35,7 g de matières grasses; 5,9 g de glucides; 19,7 g de protéines; 1g de fibres
Ingrédients
1 cuillère à soupe d'huile d'olive
1 livre de faux-filet, coupé en lanières
1 cuillère à soupe de mélange d'herbes italiennes
2 piments chipotle en sauce adobo, hachés
1 tasse de sauce tomate à l'ail et aux oignons
Préparations
Faites chauffer l'huile dans une casserole à feu moyen. Saisir le bœuf pendant environ 7 minutes ou jusqu'à ce qu'il ne soit plus rose.
Ajouter le reste des ingrédients avec 1/2 tasse de bouillon d'os de bœuf.
Ensuite, réduisez la température à moyen-bas; continuer à mijoter pendant 40 à 45 minutes. Râpez le bœuf avec deux fourchettes et servez garni de jus de cuisson. Bon appétit!

26. Trempette Cheese burger Party

(Prêt en environ 30 minutes | Portions 10)

Par portion: 264 calories; 17 g de matières grasses; 4,9 g de glucides; 21,3 g de protéines; 0,4 g de fibres

Ingrédients

1 échalote, hachée

1 livre de boeuf haché

1 tasse de sauce tomate avec oignons et ail

8 onces de fromage mascarpone

8 onces de fromage Colby, râpé

Préparations

Faites chauffer 1 cuillère à soupe d'huile d'olive dans une poêle à feu moyen.

Une fois chaud, faites cuire l'échalote et le bœuf haché pendant 5 minutes jusqu'à ce que l'échalote soit tendre et translucide et le bœuf est bien doré.

Versez le mélange dans une cocotte légèrement graissée. Ajouter la sauce tomate avec du sel et du poivre noir.

Cuire au four préchauffé à 330 degrés F pendant environ 15 minutes.

Garnir de mascarpone et de fromage Colby et cuire encore 6 minutes jusqu'à ce qu'il soit chaud et bouillonnant sur le dessus.

Servir à température ambiante et déguster!

27. Poivrons farcis au bœuf

(Prêt en 45 minutes environ | Portions 2)

Par portion: 260 calories; 14,6 g de matières grasses; 6,4 g de glucides; 24,2 g de protéines; 2,2 g de fibres

Ingrédients

1/2 livre de boeuf haché

2 poivrons, déveinés et coupés en deux

2 tomates en purée
1 gousse d'ail émincée
Sel de mer et poivre noir moulu, au goût
Préparations
Faire dorer le bœuf haché dans une casserole préchauffée
pendant environ 5 minutes, en le brisant à part avec une
spatule.
Ensuite, faites revenir l'ail émincé pendant environ une
minute. Saupoudrer de sel et poivre noir moulu.
Versez la garniture dans les poivrons. Placer les poivrons dans
un plat légèrement graissé plat de support. Versez les tomates
en purée et 1/4 tasse d'eau.
Cuire au four préchauffé à 365 degrés F environ 35 à 40 minutes.
Bon appétit!

28. Pot-au-feu classique

(Prêt en environ 25 minutes | Portions 5)
Par portion: 368 calories; 22,3 g de matières grasses; 3,1 g de
glucides; 36,8 g de protéines; 0,3 g de fibres
Ingrédients
1 ½ livres de bifteck de jupe, trancher en lanières
2 cuillères à soupe d'huile d'olive
1 tasse de bouillon d'os de bœuf
2 gousses d'ail pressées
1 gros poireau, haché
Préparations
Chauffer l'huile d'olive dans une casserole à fond épais à feu
moyen-vif. Maintenant, dorer la bavette pendant environ 6
minutes; réserve.
Ajouter l'ail et les poireaux dans la casserole; continuer à cuire
dans le jus de cuisson pendant 3 à 4 minutes. Verser le bouillon
d'os de bœuf et porter à ébullition.
Remettez le bœuf réservé dans la casserole; tournez la
température à moyen-bas.

Continuez à mijoter pendant environ 13 minutes jusqu'à ce que
le liquide de cuisson épaissi et réduit.
Versez dans des bols de service et dégustez!

29. Cassoulet de bœuf provençal

(Prêt en environ 1 heure 20 minutes | Portions 5)
Par portion: 217 calories; 5,5 g de matières grasses; 3,9 g de
glucides; 30g de protéines; 0,4 g de fibres
Ingrédients
1 lb de bifteck d'épaule, coupé en cubes
1 tasse de vin rouge de Bourgogne
1 cuillère à soupe d'herbes de Provence
1 branche de céleri, hachée
1 oignon, haché
Préparations
Vaporisez une casserole d'huile de cuisson
antiadhésive. Ensuite, faites cuire le steak pendant environ 10
minutes à feu moyen-vif.
Ajoutez un peu de vin pour déglacer le pot.
Incorporer le céleri, l'oignon et les herbes de Provence avec 3
tasses d'eau; remuer combiner. Faites mijoter le feu.
Laisser mijoter 1 heure 10 minutes. Prendre plaisir!

30. Soupe mexicaine aux tacos

(Prêt en environ 1 heure 10 minutes | Portions 4)
Par portion: 201 calories; 4,8 g de matières grasses; 8,9 g de
glucides; 26,4 g de protéines; 2,5 g de fibres
Ingrédients
1 livre d'épaule de bœuf, coupée en petits morceaux
1 tasse de céleri, haché
1 poivron rouge, haché
1 tasse de purée de tomates

1/2 paquet (1,25 once) de mélange d'assaisonnement pour tacos
Préparations

Faire fondre 1 cuillère à soupe d'huile d'avocat dans une grande casserole à fond épais chaleur moyenne-élevée. Faire revenir l'épaule de bœuf environ 5 minutes jusqu'à ce qu'elle soit bien bruni.

Ajouter le céleri, le poivron, la purée de tomates et le mélange d'assaisonnement pour tacos. Diminuer température à moyen-bas. Versez 4 tasses d'eau ou de bouillon de légumes; remuer bien combiner. Continuez à mijoter, partiellement couvert, pendant 50 à 55 minutes. Prendre plaisir!

31. Côtes levées collantes et croustillantes

(Prêt en environ 30 minutes + temps de marinade | Portions 4)

Par portion: 570 calories; 42,4 g de matières grasses; 2,1 g de glucides; 45g de protéines; 0,3 g de fibres

Ingrédients

2 livres de côtes arrière
1/2 tasse de bouillon d'os de bœuf
1 cuillère à soupe de poudre de fruit de moine
2 cuillères à soupe de noix de coco aminos
2 cuillères à soupe de vin rouge sec

Préparations

Bien mélanger tous les ingrédients ci-dessus; laissez mariner dans le réfrigérateur pendant 3 heures.

Badigeonner les côtes arrière de 2 cuillères à soupe d'huile d'olive.

Ensuite, faites cuire les côtes levées sur le gril préchauffé à feu moyen pendant 5 à 6 minutes de chaque côté, en les badigeonnant de la marinade réservée. Prendre plaisir!

32. Bol à salade de boeuf

(Prêt en environ 20 minutes | Portions 5)

Par portion: 321 calories; 11,8 g de matières grasses; 5,8 g de glucides; 43,6 g de protéines; 1,9 g de fibres

Ingrédients

2 livres de lanières de bœuf

1/2 livre de chou, râpé

1 branche de céleri, tranchée

4 oignons verts, hachés

1 tasse de bière

Préparations

Chauffer 1 cuillère à soupe d'huile d'olive dans une grande casserole à feu moyen-vif. Maintenant, saisir le bœuf jusqu'à ce qu'il soit bien doré de tous les côtés.

Incorporer la bière et le céleri et réduire la température à moyen-doux. Maintenant, laisse il mijote pendant 10 minutes, en remuant périodiquement.

Transférer le mélange dans un saladier; mélanger avec les oignons verts et le chou. Arroser avec 1 cuillère à soupe de jus de lime et d'huile d'olive; lancer pour combiner. Bon appétit!

33. Rosbif américain

(Prêt en environ 2 heures 10 minutes | Portions 6)

Par portion: 265 calories; 13,9 g de matières grasses; 3,2 g de glucides; 31,8 g de protéines; 0,5 g de fibres

Ingrédients

2 livres de rôti de palet désossé, paré

8 gousses d'ail coupées en deux

1 ½ tasse de bouillon d'os de bœuf

1/2 tasse de sauce marinara faible en glucides

1 cuillère à soupe de sauce pour steak

Préparations

Strat en préchauffant votre four à 365 degrés F.

Placer le bœuf dans une rôtissoire légèrement
huilée. Maintenant, dispersez les gousses d'ail
autour du rôti de mandrin.
Mélangez les ingrédients restants et versez le mélange sur le
rôti de mandrin.
Enveloppez dans un morceau de papier d'aluminium.
Rôtir au four préchauffé environ 2 heures. Un thermomètre à
viande devrait lire 140 degrés F pour la viande saignante ou 160
degrés F pour le moyen. Laisser reposer 10 minutes avant de
trancher et de servir. Dévorer!

34. Taco Bake mexicain

(Prêt en environ 55 minutes | Portions 2)

Par portion: 452 calories; 32,1 g de matières grasses; 7,1 g de
glucides; 39,2 g de protéines; 2,1 g de fibres

Ingrédients

1/2 livre de bifteck de palette, tranché en lanières
1 ½ tasse de salsa moyenne
1/2 cuillère à soupe de mélange d'assaisonnement Taco
3/4 tasse de fromage Manchego, râpé
1 tasse de fleurons de chou-fleur

Préparations

Chauffer 1 cuillère à soupe d'huile de canola dans une casserole
moyenne à feu moyen. Saisir bifteck de palette pendant environ
7 minutes, en remuant de temps en temps.
Incorporer le chou-fleur et continuer à faire sauter pendant 5
minutes de plus ou jusqu'à ce qu'il soit croustillant-tendre.
Ajouter le mélange d'assaisonnement pour tacos et la salsa.
Faites mijoter la température; couvrir partiellement et laisser
mijoter pendant 30 à 35 minutes.
Placez le mélange dans un plat allant au four; garnir du
Manchego et cuire au four pour 12 minutes ou jusqu'à ce que les
bords bouillonnent. Prendre plaisir!

35. Rôti classique du dimanche

(Prêt en environ 55 minutes + temps de marinade | Portions 5)

Par portion: 405 calories; 20,6 g de matières grasses; 0,7 g de glucides; 51,1 g de protéines; 0,1 g de fibres

Ingrédients

2 livres de rôti de fond rond

1 cuillère à soupe de mélange d'assaisonnement pour rôtis

4 cuillères à soupe d'huile d'olive

1 cuillère à soupe de raifort préparé, filtré

1/2 tasse de bouillon de bœuf

Préparations

Coupez des fentes dans le rôti rond inférieur à l'aide d'un petit couteau.

Dans un bol à mélanger, combiner l'assaisonnement pour rôti. huile d'olive; ajoutez le sel et le poivre noir au goût.

Laissez le rôti reposer dans votre réfrigérateur pendant la nuit. Placez le rôti dans un plat allant au four; verser le bouillon de bœuf.

Rôtir le bœuf au four préchauffé à 425 degrés F pendant 30 minutes. Maintenant, abaisser la température à 370 degrés F et rôtir encore 11 à 16 minutes.

Bon appétit!

36. Lasagne au fromage et aux courgettes

(Prêt en 45 minutes environ | Servings 7)

Par portion: 467 calories; 31,8 g de matières grasses; 3,3 g de glucides; 42g de protéines; 0,4 g de fibres

Ingrédients

1 courgette de grande taille, tranchée

Mandrin moulu de 2 livres et demi

7 œufs, battus

1 échalote, hachée

1 ½ tasse de fromage Asiago, râpé

Chauffer 2 cuillères à soupe d'huile d'olive dans une casserole à feu moyen-vif; puis, saisir le mandrin moulu pendant environ 5 minutes.

Incorporer ensuite l'échalote et poursuivre la cuisson 3 à 4 minutes de plus ou jusqu'à ce qu'il s'est ramolli. Saupoudrer d'une cuillère à soupe du mélange d'assaisonnement pour steak.

Étalez 1/3 du mélange de bœuf au fond d'un plat de cuisson légèrement graissé.

Garnir de la couche de tranches de courgettes. Répétez jusqu'à ce que vous n'ayez plus de remplissage et courgettes.

Versez les œufs sur le dessus. Garnir du fromage et recouvrir d'un morceau de déjouer.

Cuire au four préchauffé à 365 degrés F pendant 18 à 20 minutes.

Retirez la feuille d'aluminium et faites cuire encore 13 minutes jusqu'à ce qu'elle soit dorée sur les bords. Bon appétit!

37. Filet écossais au vin de Marsala

(Prêt en environ 15 minutes + temps de marinade | Portions 4)

Par portion: 426 calories; 21,8 g de matières grasses; 5,6 g de glucides; 49 g de protéines; 1,4 g de fibres

Ingrédients

2 cuillères à soupe de beurre, non salé et ramolli

4 steaks de filet écossais d'environ 1 po d'épaisseur

1/2 tasse de vin Marsala

1/4 tasse d'olives espagnoles, dénoyautées et coupées en deux

2 poivrons espagnols, tranchés

Préparations

Assécher le filet avec des torchons et placer dans un plat en verre. Ajouter à Vin de Marsala; Assaisonner avec du sel et du poivre noir. Laissez-le reposer dans votre réfrigérateur pendant 4 heures.

Faire fondre le beurre dans une casserole à feu moyen-vif.
Ensuite, faites cuire les steaks de filet pendant 4 minutes de
chaque côté; ajouter les poivrons espagnols et cuire encore 3
minutes en ajoutant la marinade et en remuant périodiquement.
Servir avec des olives espagnoles. Prendre plaisir!

38. Rosbif méditerranéen

(Prêt en environ 2 heures 35 minutes | Portions 8)

Par portion: 353 calories; 18,2 g de matières grasses; 3,7 g de
glucides; 43 g de protéines; 0,5 g de fibres

Ingrédients

2 livres et demi de rôti de mandrin de boeuf, coupé en bouchées
1 tasse de soupe de crème de champignons condensée
1 poivron italien, épépiné et tranché
1 branche de céleri, tranchée
1/2 tasse de poireaux, tranchés

Préparations

Commencez par préchauffer un four à 330 degrés F.
Faites chauffer 1 cuillère à soupe d'huile d'olive dans une
casserole. Rôti de cornet de bœuf flamme moyenne-
élevée. Placer le rôti de mandrin de boeuf dans une grande
rôtissoire.
Répartir les poireaux, le poivre et le céleri autour du bœuf.
Ajouter la crème de soupe aux champignons avec 1 tasse
d'eau. Saupoudrer de sel et poivre noir. Cuire au four environ 2
heures 20 minutes ou jusqu'à ce que la viande se désagrège.
Bon appétit!

39. Steak à l'ancienne

(Prêt en environ 8 heures 15 minutes | Portions 6)

Par portion: 448 calories; 36,1 g de matières grasses; 1,6 g de
glucides; 28,2 g de protéines; 0,1 g de fibres

Ingrédients
2 cuillères à soupe d'huile d'arachide
2 livres de faux-filet avec os (1 1/2 po d'épaisseur)
2 gousses d'ail pressées
1/2 tasse de vin de riz
1 tasse de soupe à la crème de champignons
Préparations
Dans votre mijoteuse, faites chauffer l'huile jusqu'à ce qu'elle grésille; maintenant, saisissez les steaks pour environ 3 minutes de chaque côté.
Incorporer l'ail, le vin de riz et la crème de champignons.
Allumez la cuisinière Baisser, couvrir et cuire de 7 à 8 heures.
Préchauffez votre gril pendant 5 minutes et positionnez la grille du four.
Faites griller la viande pendant 8 à 9 minutes. Vérifiez la cuisson à l'aide d'une lecture instantanée thermomètre et profitez-en!

40. Boulettes de viande à la sauce française

(Prêt en 45 minutes environ | Portions 6)

Par portion: 434 calories; 25,2 g de matières grasses; 5,2 g de glucides; 44,4 g de protéines; 1g de fibres
Ingrédients
4 onces de bacon, coupé en dés
2 livres de bœuf haché
1/2 tasse de fromage Parmigiano-Reggiano, râpé
1/2 tasse de purée de tomates
1/2 tasse de soupe à l'oignon
Préparations
Mélanger le bacon, le bœuf haché et le fromage Parmigiano-Reggiano jusqu'à consistance homogène combiné.
Faites cuire vos boulettes de viande dans une lèchefrite légèrement graissée à feu moyen-vif pendant environ 6 minutes.
Ensuite, dans un bol à mélanger, fouetter la purée de tomates et la soupe à l'oignon. Versez la sauce sur les boulettes de viande.

Réduire le feu à moyen-doux et laisser mijoter, partiellement couvert, pendant 30 à 33 minutes ou jusqu'à cuisson complète. Bon appétit!

POISSON ET FRUITS DE MER

1. Salade de poisson à la morue

(Prêt en 15 minutes environ | Portions 5)

Par portion: 276 calories; 6,9 g de matières grasses; 6,4 g de glucides; 42,7 g de protéines; 1,7 g de fibres

Ingrédients

5 filets de morue

2 tasses de laitue, coupée en petits morceaux

1/4 tasse de vinaigre balsamique

1 oignon rouge, tranché

1/2 livre de chou vert, râpé

Préparations

Faites chauffer 1 cuillère à soupe d'huile d'olive dans une grande casserole à feu moyen.

Une fois chaud, faites cuire le poisson environ 10 minutes ou jusqu'à ce qu'il soit doré Haut. Émiettez le poisson et réservez.

Ensuite, fouettez 3 cuillères à soupe d'huile d'olive et de vinaigre balsamique; Assaisonnez avec du sel et poivre noir; incorporer 1 cuillère à soupe de moutarde moulue sur pierre, si désiré.Mélanger la laitue, le chou vert et l'oignon dans un bol de service. Habillez le salade et garnir de morue.

Prendre plaisir!

2. Masala de poisson de style restaurant

(Prêt en environ 25 minutes | Portions 6)

Par portion: 349 calories; 24,9 g de matières grasses; 6,2 g de glucides; 22,7 g de protéines; 2,5 g de fibres

Ingrédients

1 ½ livre de filets de poisson blanc, sans peau, désossés
1/2 tasse de masala à l'oignon indien
1 tasse de lait de coco
2 cuillères à soupe d'huile de sésame
2 poivrons, déveinés et tranchés
Préparations
Dans un wok, chauffer l'huile de sésame à feu moyen-vif; faire sauter les poivrons jusqu'à tendre pendant 3 à 4 minutes. Ajouter les filets de poisson blanc et le masala à l'oignon indien; verser 1/2 tasse de haddi ka shorba et lait de coco. Assaisonner avec du sel et du poivre noir au goût. Faites mijoter le feu et laissez cuire 5 minutes de plus ou jusqu'à ce que tout est cuit. Prendre plaisir!

3. Anchois à la vinaigrette César

(Prêt en environ 15 minutes | Portions 3)
Par portion: 449 calories; 34,3 g de matières grasses; 1g de glucides; 32,6 g de protéines; 0,1 g de fibres
Ingrédients
6 anchois, nettoyés et désossés
2 jaunes d'oeuf
1 cuillère à café de moutarde de Dijon
1 gousse d'ail fraîche, pelée
1/3 tasse d'huile d'olive extra vierge
Préparations
Rincez les anchois et séchez-les.
Griller les anchois dans une lèchefrite légèrement graissée jusqu'à ce qu'ils soient dorés. Ensuite, mélangez les jaunes d'œufs, la moutarde de Dijon, l'ail et l'huile d'olive extra vierge jusqu'à onctueux et crémeux.
Servez les anchois chauds avec la vinaigrette César et dégustez!

4. Salade de poisson et d'œufs

(Prêt en environ 20 minutes | Portions 4)

Par portion: 300 calories; 19,3 g de matières grasses; 3,5 g de glucides; 26,5 g de protéines; 1g de fibres

Ingrédients

1 livre de filets de vivaneau rouge

4 tasses de salade de laitue

1 poivron, épépiné et tranché

1 tomate, tranchée

5 oeufs

Préparations

Cuire les filets de vivaneau à la vapeur de 8 à 10 minutes ou jusqu'à ce qu'ils soient tendres à la fourchette. Coupe le poisson en petites lanières.

Faites bouillir les œufs dans une casserole pendant environ 9 minutes; peler les œufs et soigneusement tranchez-les.

Mettre les poivrons, les tomates et les feuilles de laitue dans un saladier; ajouter 4 cuillères à soupe d'huile d'olive et 4 cuillères à soupe de vinaigre de cidre de pomme; lancer à bien combiner.

Garnir du poisson et des œufs réservés. Sel au goût.

Servir bien frais et prendre plaisir!

5. Filets d'aiglefin à l'italienne avec sauce marinara

(Prêt en environ 15 minutes | Portions 6)

Par portion: 226 calories; 5,9 g de matières grasses; 2,2 g de glucides; 38,3 g de protéines; 0,6 g de fibres

Ingrédients

2 livres de filets d'aiglefin

1/2 tasse de sauce marinara

2 cuillères à soupe d'huile d'olive

Sel de mer et poivre noir fraîchement moulu, au goût
1 cuillère à soupe de mélange d'épices italiennes
Préparations
Badigeonner les filets d'aiglefin avec 1/4 tasse de sauce
marinara et d'huile d'olive.
Cuire les filets d'aiglefin sur une lèchefrite à feu moyen pendant
environ 6 minutes par côté. Assaisonner avec du sel, du poivre
noir et un mélange d'épices italiennes.
Servir avec le 1/4 tasse de sauce marinara restant. Bon appétit!

6. Espadon à la sauce grecque

(Prêt en environ 30 minutes | Portions 6)

Par portion: 346 calories; 22,5 g de matières grasses; 3,2 g de
glucides; 31,5 g de protéines; 0,3 g de fibres
Ingrédients
4 steaks d'espadon
1 tasse de yogourt grec
4 cuillères à soupe de mayonnaise
1 cuillère à café d'ail émincé
1 oignon jaune, tranché
Préparations
Commencez par préchauffer votre four à 380 degrés F.
Graisser les parois et le fond d'une cocotte avec 2 cuillères à
soupe de fondu beurre. Mélangez les steaks d'espadon avec le
mélange d'épices méditerranéen.
Placer les steaks d'espadon dans la cocotte beurrée.
Placez l'oignon et l'ail autour de l'espadon. Cuire au four
préchauffé pendant environ 20 à 25 minutes.
En attendant, fouettez le yogourt grec avec de la
mayonnaise; ajouter l'ail poudre si désiré. Servir les steaks
d'espadon avec la sauce à part. Prendre plaisir!

7. Filets de morue avec sauce au sésame

(Prêt en environ 15 minutes | Portions 6)

Par portion: 341 calories; 17 g de matières grasses; 3,2 g de glucides; 42,1 g de protéines; 0,9 g de fibres

Ingrédients

3 cuillères à soupe d'huile d'olive

6 filets de morue, avec la peau

3 cuillères à soupe de graines de sésame grillées

3 cuillères à soupe d'huile de sésame grillé

1 citron, fraîchement pressé

Préparations

Assaisonner les filets de morue avec du sel et du poivre noir.

Chauffer 1 cuillère à soupe d'huile d'olive dans une poêle à griller à feu moyen. Une fois chaud, cuire les filets de morue environ 8 minutes jusqu'à ce qu'ils soient légèrement carbonisés sur le dessus.

Dans un bol à mélanger, fouetter l'huile d'olive restante, le citron, les graines de sésame et huile de sésame; ajouter l'ail émincé, le sel et le poivre noir, si désiré.

Verser la sauce sur les filets de morue et servir immédiatement.

8. Salade de lotte préférée

(Prêt en environ 20 minutes | Portions 5)

Par portion: 306 calories; 19,4 g de matières grasses; 3,8 g de glucides; 27g de protéines; 0,6 g de fibres

Ingrédients

2 livres de lotte

1 poivron, tranché

1/2 tasse de radis, tranchés

1 oignon rouge, haché

1/2 tasse de mayonnaise

Préparations

Badigeonner la lotte d'huile de cuisson antiadhésive. Cuire à feu moyen-vif pour environ 10 minutes jusqu'à opaque.

Émiettez le poisson avec une fourchette et transférez-le dans un saladier; ajouter les poivrons, radis et oignon; ensuite, incorporer la mayonnaise et remuer jusqu'à ce que tout soit bien combiné.

Sel au goût. Bon appétit!

9. Omelette au tilapia et au fromage de chèvre

(Prêt en environ 20 minutes | Portions 4)

Par portion: 558 calories; 38 g de matières grasses; 6,5 g de glucides; 45,5 g de protéines; 0,2 g de fibres

Ingrédients

1/2 tasse de poireaux, tranchés

1 livre de filets de tilapia

8 œufs de taille moyenne

1 tasse de lait

12 onces de fromage de chèvre, émietté

Préparations

Chauffer 1 cuillère à soupe d'huile d'olive dans une poêle antiadhésive à feu moyen-vif chaleur. Une fois chaud, faire sauter les poireaux pendant 4 minutes en remuant de temps en temps.

Ensuite, faites cuire le poisson tilapia pendant 5 à 6 minutes de chaque côté; épluchez votre tilapia à l'aide d'une fourchette et mettez-le de côté.

Assaisonner avec du sel et du poivre noir au goût.

Dans un bol à mélanger, fouetter les œufs avec le lait jusqu'à ce qu'ils soient bien mélangés. Chauffer la cuillère à soupe restante d'huile d'olive et faites cuire votre omelette jusqu'à ce que les œufs soient pris.

Versez le mélange de poisson sur un côté de votre omelette; garnir de fromage de chèvre et pliez votre omelette sur la garniture. Bon appétit!

10. Morue aux feuilles de moutarde

(Prêt en environ 20 minutes | Portions 2)

Par portion: 171 calories; 7,8 g de matières grasses; 4,8 g de glucides; 20,3 g de protéines; 1,6 g de fibres

Ingrédients

1 cuillère à soupe d'huile d'olive

2 tiges d'oignons verts, tranchés

1 poivron, épépiné et tranché

2 filets de morue

1 tasse de feuilles de moutarde, coupées en petits morceaux

Préparations

Faites chauffer l'huile dans une casserole à feu moyen. Ensuite, faites revenir les oignons verts et poivrons pendant environ 4 minutes jusqu'à ce qu'ils soient ramollis.

Versez 1/2 tasse de bouillon de légumes. Ajouter les filets de poisson avec le sel et Poivre à goûter. Incorporer les feuilles de moutarde.

Faites mijoter la température, couvrez et continuez à cuire pendant environ 12 minutes ou jusqu'à cuisson complète.

Bon appétit!

11. Keto Tacos aux anchois

(Prêt en 10 minutes environ | Portions 4)

Par portion: 170 calories; 9,3 g de matières grasses; 4,9 g de glucides; 14g de protéines; 1,2 g de fibres

Ingrédients

12 feuilles de laitue

1 oignon rouge, haché
1 tomate de grande taille, coupée en dés
2 boîtes (2 onces) d'anchois à l'huile d'olive, égouttées
4 cuillères à soupe de mayonnaise
Préparations
Dans un bol à mélanger, mélanger l'oignon rouge, la tomate, les anchois et la mayonnaise.

Assaisonner avec du sel et du poivre noir au goût.

Versez le mélange d'anchois au centre des feuilles de laitue. Envelopper la laitue feuilles à la façon d'un taco et servir immédiatement.

12. Salade de poisson grillé

(Prêt en environ 15 minutes + temps de refroidissement / Portions 2)

Par portion: 194 calories; 3,4 g de matières grasses; 0,9 g de glucides; 37,1 g de protéines; 0,5 g de fibres
Ingrédients
Filets de thon de 3/4 livre, sans peau
1 cuillère à café de moutarde de Dijon
8 olives niçoises, dénoyautées et tranchées
1 oignon blanc, tranché
1/2 cuillère à café de pâte d'anchois
Préparations
Badigeonner les filets de thon d'huile de cuisson antiadhésive et assaisonner de sel et de noir poivre. Faites griller votre thon environ 3 minutes de chaque côté jusqu'à ce qu'il soit légèrement rosé le centre.

Écaillez le poisson en lanières de la taille d'une bouchée et placez-les dans un bol de service.

Mélangez votre thon avec la moutarde de Dijon, les olives niçoises, l'oignon blanc et l'anchois pâte. Goûtez et rectifiez les assaisonnements. Prendre plaisir!

13. Filets de maquereau

(Prêt en 15 minutes environ | Portions 2)

Par portion: 481 calories; 14,5 g de matières grasses; 1,1 g de glucides; 80 g de protéines; 0,1 g de fibres

Ingrédients

2 filets de maquereau

1 cuillère à soupe d'huile d'olive

1/2 cuillère à café de thym

1 cuillère à café de romarin

2 gousses d'ail émincées

Préparations

Dans une poêle, chauffer l'huile à feu moyen-vif.

Saisir les filets de poisson environ 5 minutes de chaque côté jusqu'à ce qu'ils soient croustillants.

Ajouter l'ail, le thym et le romarin et poursuivre la cuisson 30 secondes plus. Prendre plaisir!

14. Burgers de tilapia du pêcheur

(Prêt en 50 minutes environ | Portions 5)

Par portion: 238 calories; 10,9 g de matières grasses; 2,6 g de glucides; 32,9 g de protéines; 1,2 g de fibres

Ingrédients

1 ½ livres de poisson tilapia, brisé en morceaux

1 cuillère à soupe de mélange d'assaisonnement cajun

1/2 tasse d'échalotes, hachées

1/2 tasse de farine d'amande

2 œufs battus

Préparations

Dans un bol à mélanger, bien mélanger tous les ingrédients. Former le mélange en 10 galettes; réfrigérer de 30 à 35 minutes.

Vaporisez une poêle antiadhésive et placez-la à feu moyen-vif. Faites frire votre hamburgers environ 4 minutes de chaque côté jusqu'à ce qu'ils soient dorés.
Garnissez de tranches de citron et dégustez!

15. Ragoût de pêcheur copieux

(Prêt en environ 30 minutes | Portions 4)

Par portion: 271 calories; 19,5 g de matières grasses; 4,8 g de glucides; 18,5 g de protéines; 1g de fibres

Ingrédients

1 livre de flétan, coupé en petits morceaux
1 tomate fraîche bien mûre, en purée
1 cuillère à soupe de suif, température ambiante
1 oignon rouge, haché
2 gousses d'ail écrasées

Préparations

Faire fondre le suif dans une marmite à feu moyen-vif. Ensuite, faites revenir l'oignon pendant 3 à 4 minutes jusqu'à ce qu'ils soient tendres et parfumés; incorporer l'ail et continuer faire sauter 30 secondes de plus jusqu'à ce qu'il soit parfumé. Ajouter la tomate et poursuivre la cuisson de 7 à 8 minutes en remuant périodiquement.

Versez 3 tasses de bouillon de crustacés ou d'eau. Ajouter le flétan et assaisonner avec le sel et poivre noir au goût.

Réduire la température à ébullition et poursuivre la cuisson, partiellement à couvert, pendant 15 à 18 minutes de plus. Versez dans des bols individuels et servez chaud.

16. Curry de saumon thaïlandais

(Prêt en environ 20 minutes | Portions 4)

Par portion: 246 calories; 16,2 g de matières grasses; 4,9 g de glucides; 20,3 g de protéines; 0,6 g de fibres

Ingrédients

3/4 livre de saumon, coupé en morceaux de la taille d'une bouchée

6 onces de lait de coco entier, en conserve

1 cuillère à soupe d'huile de coco

1/2 tasse de poireaux, hachés

1 cuillère à café de poudre de curcuma

Préparations

Faire fondre l'huile de noix de coco dans une casserole à fond épais à feu moyen-vif. Faire sauter le poireaux environ 3 minutes ou jusqu'à ce qu'ils soient tendres et parfumés.

Ajouter la poudre de curcuma et le lait de coco; verser 2 tasses d'eau ou de poisson Stock. Incorporer les morceaux de saumon.

Réduire la température à moyen-doux et continuer à mijoter pendant 10 à 12 minutes de plus. Servir chaud!

17. Crevettes de baie et champignons

(Prêt en environ 35 minutes | Portions 6)

Par portion: 297 calories; 18,3 g de matières grasses; 5,5 g de glucides; 28g de protéines; 1,3 g de fibres

Ingrédients

1 ½ livre de coupes de champignons de Paris de grande taille

6 cuillères à soupe de mayonnaise

8 onces de fromage ricotta, ramolli

1 tasse de fromage cheddar, râpé

16 onces de crevettes fraîches de la baie, hachées

les directions

Cuire les champignons au four préchauffé à 380 degrés F pendant 15 minutes jusqu'à ce qu'ils soient juste tendres.

Faire fondre 1 cuillère à soupe de beurre dans une casserole à feu moyen-vif. Cook Bay crevettes pendant 1 à 2 minutes.

Ajouter la mayonnaise et le fromage ricotta; remuer pour bien mélanger.

Répartir le mélange de crevettes dans des coupes de champignons; cuire au four environ 10 minutes. Garnir de fromage cheddar et poursuivre la cuisson pendant 7 à 8 minutes jusqu'à ce qu'il soit chaud et pétillant. Prendre plaisir!

18. Casserole de poisson-chat et de chou-fleur

(Prêt en environ 30 minutes / Portions 4)

Par portion: 510 calories; 40 g de matières grasses; 5,5 g de glucides; 1,6 g de fibres; 31,3 g de protéines;

Ingrédients

24 onces de poisson-chat, coupé en morceaux

2 onces de beurre, froid

11 onces de chou-fleur

1 tasse de fromage à la crème

1 oeuf

Préparations

Commencez par préchauffer votre four à 385 degrés F.Puis, vaporisez un plat allant au four avec un aérosol de cuisson antiadhésif.

Chauffer 1 cuillère à soupe d'huile de sésame dans une casserole à feu moyen-vif; cuisinier le chou-fleur pendant environ 5 minutes.

Placez le chou-fleur dans le plat de cuisson préparé. Saupoudrer de sel et poivre noir. Placez le poisson-chat sur le dessus.

Dans un bol, mélanger le fromage à la crème et l'œuf. Étalez ce mélange sur le choufleur. Garnir de beurre et cuire au four environ 20 minutes ou jusqu'à ce que le tout soit bien chaud. Bon appétit!

19. Mélange de vivaneaux et de légumes

(Prêt en environ 20 minutes | Portions 4)

Par portion: 151 calories; 3g de matières grasses; 5,8 g de glucides; 1,5 g de fibres; 24,4 g de protéines;

Ingrédients

1 cuillère à café d'huile de sésame

1/2 tasse d'oignons verts, tranchés finement

1/2 cuillère à café d'ail écrasé

1 livre de vivaneau, coupé en bouchées

2 tomates mûres, écrasées

Préparations

Chauffer l'huile de sésame dans une casserole à fond épais à feu moyen-vif. Faire sauter les oignons verts jusqu'à ce qu'ils soient ramollis ou environ 3 minutes.

Maintenant, faites revenir l'ail pendant 30 secondes de plus. Ajouter le vivaneau et les tomates et réduire le feu pour laisser mijoter. Continuer à cuire de 13 à 15 minutes ou jusqu'à ce que le poisson s'émiette facilement et que la sauce ait légèrement épaissi. Bon appétit!

20. Wraps de thon et jambon

(Prêt en environ 10 minutes + temps de refroidissement | Portions 3)

Par portion: 308 calories; 19,9 g de matières grasses; 4,3 g de glucides; 27,8 g de protéines; 2,5 g de fibres

Ingrédients

1/2 livre de steak de thon ahi

1/2 avocat Hass, pelé, dénoyauté et tranché

6 tranches de jambon

6 feuilles de laitue

1/2 tasse de vin blanc sec

Préparations

Versez 1/2 tasse d'eau dans une casserole; ajouter le vin et porter à ébullition. Ajouter à steak de thon et laisser mijoter 3 à 5 minutes.

Coupez le thon en morceaux de la taille d'une bouchée. Déposer les morceaux de thon sur le jambon.

Garnir d'avocat; arroser de jus de citron frais, si désiré. Roulez-les et servir sur des feuilles de laitue. Prendre plaisir!

21. Thon à la sauce sriracha

(Prêt en environ 25 minutes | Portions 4)

Par portion: 389 calories; 17,9 g de matières grasses; 3,5 g de glucides; 50,3 g de protéines; 0,3 g de fibres

Ingrédients

4 filets de thon

4 cuillères à soupe de mayonnaise

1/2 tasse de crème sure

1 cuillère à café de sauce Sriracha

2 oignons verts, hachés

Préparations

Commencez par préchauffer votre four à 380 degrés F.Bossez les filets de thon avec 1 cuillère à soupe d'huile d'arachide et assaisonner de sel et de poivre. Top avec haché oignons verts.

Envelopper les filets de thon dans du papier d'aluminium pour former le paquet.

Cuire au four de 18 à 20 minutes ou jusqu'à ce qu'ils soient opaques et tendres à la fourchette.

Mélanger la mayonnaise, la crème sure et la sauce Sriracha dans un bol. Servir le thon chaud avec la sauce en accompagnement et dégustez!

22. Pétoncles et champignons à l'asiatique

(Prêt en environ 15 minutes | Portions 4)

Par portion: 236 calories; 12,5 g de matières grasses; 5,9 g de glucides; 27g de protéines; 2,4 g de fibres

Ingrédients

1 livre de pétoncles de baie

1/2 tasse de champignons enoki

1/2 tasse d'oignon jaune, tranché

1 tasse de pointes d'asperges, tranchées

1/2 tasse d'arachides rôties à sec, hachées grossièrement

Préparations

Dans un wok, chauffer 1 cuillère à café d'huile de sésame à feu moyen-vif. Cuisinier l'oignon jusqu'à ce qu'il soit tendre et parfumé; mettre de côté.

Dans le même wok, réchauffez une autre cuillère à café d'huile de sésame; faites frire votre asperges de 2 à 3 minutes jusqu'à ce qu'elles soient tendres et croustillantes; mettre de côté.

Faites chauffer une autre cuillère à café d'huile de sésame et faites sauter les champignons enoki pendant 1 à 2 minutes jusqu'à ce qu'ils commencent à ramollir; réserve.

Faites chauffer la cuillère à café restante d'huile de sésame et faites cuire les pétoncles jusqu'à ce qu'ils sont opaques. Remuez tous les ingrédients dans le wok et servez avec des cacahuètes grillées. Prendre plaisir!

23. Gumbo classique de style Louisiane

(Prêt en environ 30 minutes | Portions 6)

Par portion: 530 calories; 40,5 g de matières grasses; 5,1 g de glucides; 31,8 g de protéines; 1g de fibres

Ingrédients

1 livre de saucisse andouille, tranchée

1 oignon rouge, haché

2 tomates en purée
2 livres de flétan, coupé en petits morceaux
1 livre de chair de crabe
Préparations
Faites fondre 1 cuillère à café de beurre dans une marmite à feu moyen. Cuisinier saucisse d'andouille pendant environ 3 minutes; mettre de côté.
Faites fondre les 2 cuillères à café de beurre et faites revenir l'oignon jusqu'à ce qu'il soit tendre et parfumé ou environ 3 à 4 minutes.
Maintenant, incorporer les tomates et le flétan 'verser 4 tasses d'eau ou de bouillon de bœuf; porter à ébullition rapide. Faites mijoter le feu, partiellement couvert, et continuez à cuire de 13 à 15 minutes.
Ajouter le mélange d'assaisonnement cajun si désiré; remettre la saucisse réservée à la marmite.
Continuez à cuire pendant environ 5 minutes ou jusqu'à ce qu'ils soient bien cuits. Prendre plaisir!

24. Maquereau dans une poêle avec palourdes

(Prêt en environ 15 minutes | Portions 3)

Par portion: 379 calories; 8,7 g de matières grasses; 3,7 g de glucides; 60,1 g de protéines; 0,1 g de fibres
Ingrédients
2 filets de maquereau, épongés
9 palourdes à col roulé, nettoyées
1/2 tasse de vin blanc sec
1 échalote, hachée finement
2 gousses d'ail émincées
Préparations
Dans une poêle en fonte, chauffer 1 cuillère à café d'huile d'olive et remuer pour bien l'enrober.
Faites cuire votre poisson environ 6 minutes; réserve.

Faites chauffer une autre cuillère à café d'huile d'olive et faites
revenir l'échalote et l'ail jusqu'à ce qu'ils soient tendres
et parfumé environ 2 minutes.
Ajouter le vin pour gratter les morceaux dorés qui collent au
fond du poêlon. Ajouter le mélange d'assaisonnement cajun et
cuire 4 à 5 minutes de plus.
Incorporer les palourdes et poursuivre la cuisson environ 6
minutes ou jusqu'à ce qu'elles s'ouvrent.
Remettez le poisson dans la poêle, remuez doucement et servez
chaud.

25. Bar à la Sauce Dijon

(Prêt en environ 20 minutes | Portions 3)
Par portion: 314 calories; 23,2 g de matières grasses; 1,4 g de
glucides; 24,2 g de protéines; 0,3 g de fibres
Ingrédients
3 filets de bar
2 cuillères à soupe d'huile d'olive
3 cuillères à soupe de beurre
2 gousses d'ail émincées
1 cuillère à soupe de moutarde de Dijon
Préparations
Essuyez les filets de bar. Chauffer l'huile d'olive dans une poêle
à feu de flamme moyen-vif.
Faites cuire les filets de poisson de 4 à 5 minutes de chaque
côté jusqu'à ce qu'ils soient opaques.
Assaisonner de poivron rouge et de sel au goût.
Dans une autre casserole, faire fondre le beurre à feu doux; faire
sauter l'ail pendant 30 secondes. Ajouter la moutarde et laisser
mijoter 2 à 3 minutes.
Servez des filets de poisson chauds avec de la sauce Dijon et
dégustez!

26. Crevettes tigrées épicées

(Prêt en environ 15 minutes | Portions 6)

Par portion: 219 calories; 6,5 g de matières grasses; 2,7 g de glucides; 39g de protéines; 0,6 g de fibres

Ingrédients

2 livres et demie de crevettes tigrées, déveinées

2 poivrons, hachés

2 oignons verts, hachés

1/2 tasse de vin Marsala

3 cuillères à soupe d'huile d'olive

Préparations

Dans une casserole, chauffer l'huile d'olive jusqu'à ce qu'elle grésille. Faites cuire les poivrons et les oignons verts pour environ 4 minutes ou jusqu'à ce qu'ils soient tendres et parfumés.

Incorporer les crevettes tigrées et cuire 2 minutes ou jusqu'à ce qu'elles soient toutes cuites à travers.

Versez le vin, réduisez le feu pour laisser mijoter et continuez à cuire pendant 5 à 6 minutes. Bon appétit!

27. Ragoût de poisson créole

(Prêt en environ 20 minutes | Portions 4)

Par portion: 216 calories; 9,4 g de matières grasses; 8,1 g de glucides; 24,2 g de protéines; 1,4 g de fibres

Ingrédients

16 onces de bifteck d'aiglefin, coupé en morceaux de la taille d'une bouchée

4 onces de saucisse fumée de dinde, tranchée

1 oignon, haché

2 tomates en purée

1 branche de céleri, hachée
Préparations
Faire fondre 2 cuillères à soupe de beurre dans une marmite à
feu moyen-vif. Faire sauter l'oignon et le céleri pendant 2 à 3
minutes jusqu'à ce qu'ils soient ramollis.
Ajouter la saucisse et les tomates en purée; assaisonner avec
un mélange d'assaisonnement créole.
Ajouter 2 tasses d'eau ou de bouillon de poisson et porter à
ébullition. Allumez le feu à moyen-bas.
Incorporer le bifteck d'aiglefin, couvrir partiellement et
continuer à cuire de 13 à 15 minutes. Servez dans des bols
individuels et dégustez!

28. Mélange de crevettes et pétoncle géant

(Prêt en 15 minutes environ | Portions 2)

Par portion: 305 calories; 8,8 g de matières grasses; 2,7 g de
glucides; 47,3 g de protéines; 0,7 g de fibres
Ingrédients
1/2 livre de crevettes, déveinées
1/2 livre de pétoncles
1/2 tasse d'oignons verts, hachés
1/2 tasse de bouillon de poisson
1 gousse d'ail émincée
Préparations
Dans une casserole, faites chauffer 1 cuillère à soupe d'huile
d'olive. Une fois chaud, faites cuire les oignons verts et
l'ail pendant 2 à 3 minutes ou jusqu'à ce qu'ils soient parfumés.
Faites cuire les crevettes et les pétoncles pendant environ 3
minutes ou jusqu'à ce qu'ils soient opaque.
Vous pouvez ajouter un peu de rhum pour déglacer la poêle.
Versez le bouillon de poisson; assaisonner avec le mélange
d'épices cajun. Servir dans des bols individuels et apprécie!

29. Steaks de flétan aux fines herbes

(Prêt en environ 20 minutes | Portions 2)

Par portion: 502 calories; 19,1 g de matières grasses; 5,7 g de glucides; 72 g de protéines; 1g de fibres

Ingrédients

2 steaks de flétan

2 cuillères à soupe d'huile d'olive

1 cuillère à café de mélange d'assaisonnement pour poisson

1 poivron rouge, tranché

1 oignon jaune, tranché

Préparations

**Commencez par préchauffer un four à 380 degrés F.
Badigeonner les steaks de flétan d'huile d'olive et les transférer dans un plat légèrement graissé plat de cuisson.
Garnir avec les poivrons et l'oignon. Saupoudrer le mélange d'assaisonnement pour poisson tout. Cuire au four préchauffé pendant environ 15 minutes.
Bon appétit!**

30. Salade tiède de crevettes et de légumes

(Prêt en 10 minutes environ | Portions 4)

Par portion: 268 calories; 8 g de matières grasses; 3,5 g de glucides; 46,3 g de protéines; 0,6 g de fibres

Ingrédients

2 livres de grosses crevettes, pelées et déveinées

1 oignon rouge, tranché

2 gousses d'ail, tranchées

2 poivrons italiens, tranchés

1 tasse de roquette

Préparations

Asséchez les crevettes avec un torchon. Dans un grill préchauffé, cuire les crevettes pendant 3 à 4 minutes jusqu'à ce qu'ils soient entièrement cuits.
Placez les crevettes préparées dans un saladier. Incorporer l'oignon, l'ail, l'italien poivrons et roquette.
Ensuite, mélangez les ingrédients avec 2 cuillères à soupe d'huile d'olive et de jus de citron vert frais. Servez et dégustez!

31. Chaudrée de bar blanc

(Prêt en environ 20 minutes | Portions 4)

Par portion: 257 calories; 17,8 g de matières grasses; 3,8 g de glucides; 21,3 g de protéines; 0,4 g de fibres

Ingrédients

Loup de mer 3/4 livre, cassé en morceaux
2 cuillères à café de beurre, à température ambiante
1 tasse de crème double
1/2 oignon blanc, haché
1 cuillère à soupe d'assaisonnement Old Bay

Préparations

Dans une marmite à soupe, faire fondre le beurre à feu moyen-vif. Faire revenir l'oignon jusqu'à juste tendre.
Incorporer l'assaisonnement Old Bay avec 3 tasses d'eau; porter à ébullition. Tournez le feu à moyen-doux et laisser mijoter pendant environ 10 minutes.
Maintenant, ajoutez le bar et la crème fraîche; continuer à mijoter pendant environ 5 minutes jusqu'à cuisson complète.
Servir dans des bols individuels.

32. Burgers de sardine au fromage romano

(Prêt en environ 15 minutes | Portions 3)

Par portion: 267 calories; 21,3 g de matières grasses; 6,1 g de glucides; 13,5 g de protéines; 3,3 g de fibres

Ingrédients

2 cuillères à soupe de beurre

1 œuf, battu

1/2 oignon, haché

2 sardines en conserve (5,5 onces), égouttées

2 onces de fromage Romano, de préférence fraîchement râpé

Préparations

Dans un plat à mélanger, mélanger les sardines, le fromage, l'œuf et l'oignon; assaisonner avec Mélange d'épices italiennes. Façonnez le mélange en six galettes égales.

Faire fondre le beurre dans une poêle antiadhésive à feu moyen-vif. Une fois chaud, faites cuire vos hamburgers pendant environ 5 minutes de chaque côté. Bon appétit!

33. Chaudrée de crevettes à la crème

(Prêt en environ 30 minutes | Portions 4)

Par portion: 253 calories; 18,8 g de matières grasses; 2,9 g de glucides; 19g de protéines; 0,4 g de fibres

Ingrédients

1 tasse de brocoli, brisé en petits fleurons

12 onces de crevettes, pelées et déveinées

2 cuillères à soupe d'huile de coco

1 échalote, hachée

1 tasse de crème double

Préparations

Faire fondre l'huile de coco dans une marmite à feu moyen-vif. Cuire l'échalote pendant environ 3 minutes ou jusqu'à ce qu'ils soient tendres et translucides.

Incorporer les fleurons de brocoli avec 4 tasses d'eau ou de bouillon de poisson; amener à un ébullition. Réduire le feu à moyen-doux, couvrir partiellement et laisser mijoter pendant environ 10 minutes.

Incorporer les crevettes et la crème double. Continuez à faire mijoter 4 autres minutes jusqu'à ce que les crevettes soient cuites. Goûtez et rectifiez les assaisonnements. Bon appétit!

34. Filets de morue avec sauce à la moutarde grecque

(Prêt en 10 minutes environ | Portions 4)

Par portion: 166 calories; 8,2 g de matières grasses; 2,6 g de glucides; 19,8 g de protéines; 0,3 g de fibres

Ingrédients

4 filets de morue d'Alaska

1/2 tasse de yogourt à la grecque

3 cuillères à soupe de fromage à la crème

1 gousse d'ail émincée

1 cuillère à café de moutarde jaune

Préparations

Faites chauffer 1 cuillère à soupe d'huile de coco dans une casserole à feu moyen. Saisir les filets de morue pendant environ 3 minutes; retournez-les et faites cuire 3 autres minutes de l'autre côté.

Assaisonnez de sel et de poivre noir moulu à votre goût.

Pour faire la sauce, fouetter la moutarde jaune, le fromage à la crème, le yogourt grec et l'ail jusqu'à ce que bien mélangé.

Garnir les filets de morue de la sauce et servir immédiatement!

35. Pétoncles et légumes dans une poêle

(Prêt en 15 minutes environ | Portions 5)

Par portion: 217 calories; 3,5 g de matières grasses; 4,8 g de glucides; 23,5 g de protéines; 1,2 g de fibres

Ingrédients

2 poivrons italiens moyens, déveinés et tranchés
1 cuillère à café d'ail émincé
2 livres de pétoncles
1 tasse de bouillon de poulet
2 tasses de fleurons de chou-fleur

Préparations

Faites fondre 1 cuillère à soupe de beurre dans une poêle à feu moyen. Une fois chaud, faire sauter les poivrons italiens, le chou-fleur et l'ail pendant 3 à 4 minutes ou jusqu'à ce que les légumes soient tendres.

Incorporer les pétoncles et poursuivre la cuisson 3 minutes; remuer pour enrober.

Verser le bouillon de poulet et laisser mijoter, partiellement couvert, pendant plus de 4 minutes. Bon appétit!

36. Filets de lotte à la sauce cheddar

(Prêt en environ 20 minutes | Portions 6)

Par portion: 229 calories; 12,5 g de matières grasses; 2,2 g de glucides; 25,9 g de protéines; 0,1 g de fibres

Ingrédients

6 filets de lotte
1/2 tasse de fromage cheddar, râpé
2 oignons verts, tranchés
1/2 tasse de crème sure
2 cuillères à soupe d'huile d'olive

Préparations

Chauffer l'huile d'olive dans une casserole à feu moyen-vif. Ensuite, saisissez la lotte de 3 à 4 minutes de chaque côté ou jusqu'à ce qu'elle soit bien dorée.

Assaisonner avec du sel et du poivre noir au goût.

Placer les filets de lotte dans un plat de cuisson légèrement graissé. Ajouter dans l'oignons vert.

Ensuite, bien mélanger la crème sure et le fromage cheddar; ajouter en cajun mélange d'assaisonnement. Versez le mélange de fromage dans le plat de cuisson. Cuire au four préchauffé à 365 degrés F pendant environ 15 minutes jusqu'à cuisson complète. Bon appétit!

37. Halászlé hongrois traditionnel

(Prêt en environ 20 minutes | Portions 2)

Par portion: 252 calories; 12,6 g de matières grasses; 5g de glucides; 28,2 g de protéines; 1,9 g de fibres

Ingrédients

1 oignon rouge, haché

2 poivrons, hachés

2 tomates mûres sur la vigne, en purée

1/2 livre de tilapia, coupé en bouchées

2 cuillères à soupe de crème sure

Préparations

Chauffer 1 cuillère à soupe d'huile de canola dans une marmite à soupe à feu moyen-vif. Maintenant, faire sauter les poivrons et l'oignon jusqu'à ce qu'ils soient tendres et parfumés. Incorporer les tomates et le tilapia. Baissez le feu à moyen-doux et laissez mijoter, partiellement couvert, pendant environ 10 minutes. Servir dans des bols à soupe, garnis de crème sure bien refroidie.

38. Filets de saumon à la sauce marsala

(Prêt en environ 20 minutes | Portions 6)

Par portion: 347 calories; 18,5 g de matières grasses; 4g de glucides; 39,9 g de protéines; 1g de fibres

Ingrédients

2 livres et demi de filets de saumon

4 cuillères à soupe de vin de Marsala

2 poivrons, épépinés et tranchés

1/2 tasse d'oignons verts, hachés

2 tasses de sauce marinara

Préparations

Dans une cocotte, faites chauffer 2 cuillères à soupe d'huile
d'arachide à feu moyen. Faire sauter les poivrons et les oignons
verts pendant 3 à 4 minutes jusqu'à ce qu'ils soient ramollis.
Ajoutez un peu de vin pour déglacer la poêle. Incorporer la
sauce marinara et le saumon.

Réduire le feu à moyen-doux et laisser mijoter 15 à 20 minutes
ou jusqu'à ce que le saumon s'écaille facilement à la fourchette.
Prendre plaisir!

39. Crevettes Old Bay à la crème sure

(Prêt en environ 20 minutes | Portions 2)

Par portion: 269 calories; 9,6 g de matières grasses; 7,2 g de
glucides; 38,2 g de protéines; 2,5 g de fibres

Ingrédients

3/4 livre de crevettes, pelées et déveinées

1 cuillère à café de mélange d'assaisonnement Old Bay

1 poivron, déveiné et émincé

1 tasse de fleurons de brocoli livre

2 cuillerées de crème sure, pour la garniture

Préparations

Commencez par préchauffer votre four à 380 dergees
F.Remettez les crevettes avec le Mélange d'assaisonnement Old
Bay. Placez-les sur une rôtissoire tapissée de papier
parchemin. Dispersez les poivrons et fleurons de brocoli autour
d'eux. Versez 2 cuillères à café d'huile d'olive sur tout.

Rôtir au four préchauffé environ 10 minutes ou jusqu'à ce que
les crevettes soient roses, faire tourner la casserole

périodiquement pour assurer une cuisson uniforme. Servir avec de la crème sure et savourer!

40. Masala de poisson de style restaurant
(Prêt en environ 25 minutes | Portions 6)

Par portion: 349 calories; 24,9 g de matières grasses; 6,2 g de glucides; 22,7 g Protéine; 2,5 g de fibres

Ingrédients

1 ½ livre de filets de poisson blanc, sans peau, désossés

1/2 tasse de masala à l'oignon indien

1 tasse de lait de coco

2 cuillères à soupe d'huile de sésame

2 poivrons, déveinés et tranchés

Préparation

Dans un wok, chauffer l'huile de sésame à feu moyen-vif; faire sauter les poivrons jusqu'à tendreté pendant 3 à 4 minutes. Ajouter les filets de poisson blanc et le masala à l'oignon indien; versez 1/2 tasse de haddi ka shorba et lait de coco. Assaisonner avec sel et poivre noir au goût. Faites mijoter le feu et laissez cuire 5 minutes plus longtemps ou jusqu'à ce que tout soit cuit. Prendre plaisir!

41-Crevettes pop-corn à faible teneur en glucides

4 PERSONNES

Il n'y a rien qui me dise «été» comme des fruits de mer frits. Je n'avais jamais l'habitude de le faire, cependant, car il semblait que ce serait un tel gâchis - de l'huile chaude éclaboussant partout et de la pâte dégoulinant sur le comptoir (non merci). Mais ces crevettes pop-corn à faible teneur en glucides sont

très faciles à préparer et cuisent complètement dans le panier Cook & Crisp. Ainsi, bien que la saveur soit maximisée, le nettoyage est extrêmement minime.

SANS GLUTEN, SANS PRODUITS LAITIERS, SANS SOYA

TEMPS DE PRÉPARATION: 10 minutes
TEMPS TOTAL DE CUISSON: 25 minutes
AIR CRISP: 25 minutes
ACCESSOIRES: Panier Cook & Crisp

CONSEIL D'OPTION: Servez ces crevettes avec de l'aïoli à l'ail rôti ou fouettez un peu de sauce tartare en combinant ½ tasse de mayonnaise, 1 cuillère à café de cornichons hachés, 1 cuillère à café d'oignon émincé, 1 cuillère à soupe de jus de citron fraîchement pressé, du sel et du poivre.

Ingrédients

2 oeufs
½ tasse de farine de noix de coco
¼ tasse de farine d'amande
1½ cuillère à soupe de mélange d'épices cajun
Le sel
Poivre noir fraîchement moulu
1½ livre de crevettes fraîches, pelées et déveinées
Quartiers de citron, pour servir

instructions

1. **Dans un petit bol, battre les œufs jusqu'à consistance lisse. Dans un grand bol, mélanger la farine de noix de coco, la farine d'amande et le mélange d'épices cajun. Assaisonnez avec du sel**

et du poivre.

2. Insérez le panier dans le pot. Fermez le couvercle croustillant. Sélectionnez AIR CRISP, réglez la température à 400 ° F et réglez la durée sur 5 minutes. Sélectionnez START / STOP pour commencer.

3. Pendant que l'appareil préchauffe, trempez les crevettes dans l'œuf. Une fois bien enrobées, placez-les dans le mélange de farine et mélangez bien les crevettes pour vous assurer que tous les côtés sont recouverts de panure.

4. Une fois l'appareil préchauffé, placez les crevettes dans le panier.

5. Fermez le couvercle du croustillant. Sélectionnez AIR CRISP, réglez la température à 400 ° F et réglez la durée sur 25 minutes. Sélectionnez START / STOP pour commencer, en secouant le panier après 10 minutes pour assurer que les crevettes soient croustillantes uniformément. Vérifiez à nouveau les crevettes après 20 minutes. Si vous voulez qu'ils soient encore plus croustillants, poursuivez la cuisson 3 à 4 minutes de plus.

6. Lorsque la cuisson est terminée, servez immédiatement les crevettes accompagnées de quartiers de citron.

Par portion:
Calories: 310; Matières grasses totales: 10g; Glucides totaux: 12g; Fibre: 7g; Glucides nets: 5g; Protéine: 43g
Macronutriments: Lipides: 29%; Protéine: 56%; Glucides: 15%

42- Calamars à faible teneur en glucides

4 PERSONNES

Les calamars sont quelque chose que je n'appréciais que lorsque je mangeais au restaurant - je n'avais jamais pensé à le faire moi-même et je me trouvais très rarement avec des calmars dans mon panier d'épicerie. Mais c'est si facile à faire et c'est vraiment une chose amusante à servir si vous recevez des amis. Comme beaucoup de ces recettes d'aliments frits à faible teneur en glucides, le tout se passe dans le panier Cook & Crisp.

SANS GLUTEN, SANS PRODUITS LAITIERS, SANS SOYA

TEMPS DE PRÉPARATION: 10 minutes
TEMPS TOTAL DE CUISSON: 25 minutes
AIR CRISP: 25 minutes
ACCESSOIRES: Panier Cook & Crisp

CONSEIL D'OPTION: Ces calamars seraient parfaits avec de l'aïoli à l'ail rôti ou de la sauce tartare (voir la recette dans le conseil avec des crevettes pop-corn à faible teneur en glucides).

Ingrédients

2 oeufs
½ tasse de farine de noix de coco
¼ tasse de farine d'amande
Le sel
Poivre noir fraîchement moulu À propos
1½ livres de calamars, anneaux et / ou tentacules
Quartiers de citron, pour servir

instructions

1. Placez le panier dans la marmite. Fermez le couvercle croustillant. Sélectionnez AIR CRISP, réglez la température à 390 ° F et réglez la durée sur 5 minutes. Sélectionnez START / STOP pour commencer.

2. Pendant que l'appareil préchauffe, battez les œufs dans un petit bol. Dans un grand bol, mélanger la farine de noix de coco, la farine d'amande, le sel et le poivre. Trempez les calmars dans l'œuf, puis transférez-les dans le mélange de farine. Bien mélanger pour bien enrober, en veillant à ce que tous les morceaux soient recouverts uniformément de panure.

3. Lorsque l'appareil est préchauffé, placez les calmars panés dans le panier.

4. Fermez le couvercle de croustillant. Sélectionnez AIR CRISP, réglez la température à 390 ° F et réglez la durée sur 25 minutes. Sélectionnez START / STOP pour commencer, en secouant le panier à mi-cuisson pour vous assurer que tout est croustillant et brunit uniformément.

5. Lorsque la cuisson est terminée, servez immédiatement avec les quartiers de citron.

Par portion:
Calories: 330; Matières grasses totales: 10g; Glucides totaux: 26g; Fibre: 13g; Glucides nets: 13g; Protéine: 34g
Macronutriments: Lipides: 27%; Protéine: 41%; Glucides: 32%

43-Pétoncles au beurre à l'ail et au citron

4 PERSONNES

J'adore les pétoncles poêlés avec du beurre. La seule chose qui les rend meilleurs, c'est lorsque le beurre est chargé de citron et d'ail. Les pétoncles cuisent très rapidement dans l'autocuiseur Ninja® Foodi ™, puis obtiennent un croustillant le long de leurs bords grâce à la fonction Air Crisp.

SANS GLUTEN, SANS SOJA

TEMPS DE PRÉPARATION: 5 minutes
TEMPS TOTAL DE CUISSON: 23 minutes
ENVIRON. CRÉATION DE PRESSION: 6 minutes
CUISSON SOUS PRESSION: 0 minute
DÉCLENCHEMENT DE PRESSION: Rapide
AIR CRISP: 15 minutes
ACCESSOIRES: Panier Cook & Crisp

CONSEIL DE REMPLACEMENT: Vous pouvez utiliser exactement la même méthode et la même recette pour les crevettes.

Ingrédients

½ tasse d'eau
1½ livre de pétoncles géants, frais ou surgelés
¼ tasse de beurre non salé, fondu
2 gousses d'ail râpées jus de
½ citron, divisé
Le sel
Poivre noir fraîchement moulu

1. Placez l'eau dans le pot. Placez le panier dans la casserole et ajoutez les pétoncles. Assemblez le couvercle de pression, en vous assurant que la soupape de décharge de pression est en position SEAL.

2. Sélectionnez PRESSION et réglez sur HAUTE. Réglez le temps à 0 minute (le processus de mise sous pression suffit pour préparer les pétoncles). Sélectionnez START / STOP pour commencer.

3. Pendant que la pression monte, dans un petit bol, mélanger le beurre, l'ail et la moitié du jus de citron.

4. Lorsque la cuisson sous pression est terminée, relâchez rapidement la pression en déplaçant la soupape de surpression sur la position VENT. Retirez délicatement le couvercle lorsque l'appareil a fini de relâcher la pression.

5. Retirez le panier du pot. Égouttez tout excès d'eau du pot et essuyez. Assécher les pétoncles avec une serviette en papier, assaisonner de sel et de poivre et mélanger avec le mélange de beurre à l'ail. Réinsérez le panier dans le pot.

6. Fermez le couvercle du croustillant. Sélectionnez AIR CRISP, réglez la température à 390 ° F et réglez la durée sur 15 minutes. Sélectionnez START / STOP pour commencer, en vérifiant la cuisson après 10 minutes. Les pétoncles doivent être dorés et croustillants à l'extérieur. Si nécessaire, continuez la cuisson jusqu'à 5 minutes de plus.

7. Une fois la cuisson terminée, transférer les pétoncles dans un

plat de service et arroser du jus de citron restant. Sers immédiatement.

Par portion:
Calories: 253; Matières grasses totales: 13g; Glucides totaux: 5g; Fibre: 0g; Glucides nets: 5g; Protéine: 29g
Macronutriments: Lipides: 46%; Protéine: 46%; Glucides: 8%

44- Saumon aux broccolini

4 PERSONNES

Le saumon au broccolini est un repas parfait à faible teneur en glucides. J'adore le brocoli - peut-être même plus que le brocoli, ce qui en dit long parce que je fais rôtir une énorme plaque de brocoli au moins une fois par semaine. Cette recette utilise à merveille la grille réversible de l'autocuiseur Foodi ™ lorsque vous faites cuire le saumon sous pression rapidement, puis faites griller les broccolini à la perfection.

SANS GLUTEN, SANS PRODUITS LAITIERS, SANS SOYA

TEMPS DE PRÉPARATION: 5 minutes
TEMPS TOTAL DE CUISSON: 23 minutes
ENVIRON. CRÉATION DE PRESSION: 8 minutes
CUISSON SOUS PRESSION: 3 minutes
DÉCLENCHEMENT DE PRESSION: Rapide
GRILLER: 10 minutes

ACCESSOIRES: Rack réversible

CONSEIL D'OPTION: Vous pouvez utiliser cette méthode de

cuisson avec la plupart des protéines et des légumes - n'hésitez pas à mélanger et assortir! Les temps de cuisson des viandes peuvent varier.

Ingrédients

½ tasse d'eau
4 morceaux de saumon (6 onces) ou un gros morceau à découper plus tard
Le sel
Poivre noir fraîchement moulu
1 livre de broccolini, parés
¼ tasse d'huile d'olive extra vierge Aneth fraîchement haché, pour la garniture
Quartiers de citron, pour la garniture

instructions

1. Placez la grille réversible dans la casserole, en vous assurant qu'elle est en position de gril. Mettez l'eau dans le pot. Placez le saumon sur la grille et assaisonnez de sel et de poivre. Assemblez le couvercle de pression, en vous assurant que la soupape de décharge de pression est en position SEAL.

2. Sélectionnez PRESSION et réglez sur HAUTE. Réglez le temps à 3 minutes. Sélectionnez START / STOP pour commencer.

3. Pendant la cuisson du saumon, dans un grand bol, mélanger les broccolini avec l'huile d'olive et assaisonner de sel et de poivre.

4. Lorsque la cuisson sous pression est terminée, relâchez rapidement la pression en déplaçant la soupape de surpression

sur la position VENT. Retirez délicatement le couvercle lorsque l'appareil a fini de relâcher la pression.

5. Placez les broccolini sur la grille avec le saumon.

6. Fermez le couvercle du croustillant. Sélectionnez BROIL et réglez la durée à 10 minutes. Sélectionnez START / STOP pour commencer, en vérifiant les broccolini à mi-chemin.

7. Lorsque la cuisson est terminée, déposez le saumon et les broccolini dans une assiette. Garnir le saumon d'aneth frais et d'un quartier de citron. Sers immédiatement.

Par portion:
Calories: 487; Matières grasses totales: 35g; Glucides totaux: 11g; Fibre: 2g; Glucides nets: 9g; Protéine: 32g
Macronutriments: Lipides: 65%; Protéine: 26%; Glucides: 9%

45-Champignons farcis au crabe

POUR 6 PERSONNES

Ma mère fait toujours ces super champignons farcis quand elle organise une grande fête, et je les adore absolument. Je ne savais pas si je les aimerais préparés dans l'autocuiseur Foodi ™ plutôt que dans un four. Mais je ne m'inquiétais pour rien, car la cuisson sous pression utilise de la vapeur, et ils restent en fait beaucoup plus juteux de cette façon. De plus, vous laisserez votre four ouvert pour d'autres plats de fête!

SANS GLUTEN, SANS SOJA

TEMPS DE PRÉPARATION: 15 minutes
TEMPS TOTAL DE CUISSON: 28 minutes
ENVIRON. CRÉATION DE PRESSION: 10 minutes
CUISSON SOUS PRESSION: 6 minutes
DÉCLENCHEMENT DE PRESSION: Rapide
AIR CRISP: 10 minutes

ACCESSOIRES: Panier Cook & Crisp

CONSEIL DE REMPLACEMENT: Utilisez de la saucisse cuite ou du bacon au lieu du crabe pour une variante de cette recette.

Ingrédients

1 livre de chair de crabe
1 œuf, battu
¼ tasse de fromage à la crème, température ambiante
3 cuillères à soupe de mayonnaise
2 cuillères à soupe de ciboulette finement hachée
½ tasse de fromage Monterey Jack râpé, plus plus pour la garniture
1 cuillère à café d'ail en poudre
¼ cuillère à café de flocons de piment rouge
Le sel
Poivre noir fraichement moulu
Environ 18 bébés bella ou champignons de Paris, tiges enlevées
½ tasse d'eau

instructions

1. Dans un grand bol, mélanger la chair de crabe, l'œuf, le fromage à la crème, la mayonnaise, la ciboulette, le fromage, l'ail en poudre et les flocons de piment rouge. Assaisonner de sel et de poivre et bien mélanger pour

combiner.

2. Versez environ 1 1/2 cuillère à soupe du mélange de crabe dans chaque chapeau de champignon. Placez les champignons farcis dans le panier. Mettez l'eau dans la casserole et placez le panier dans la casserole. Assemblez le couvercle de pression, en vous assurant que la soupape de décharge de pression est en position SEAL.

3. Sélectionnez PRESSION et réglez sur HAUTE. Réglez la durée à 6 minutes. Sélectionnez START / STOP pour commencer.

4. Lorsque la cuisson sous pression est terminée, relâchez rapidement la pression en déplaçant la soupape de surpression sur la position VENT. Retirez délicatement le couvercle lorsque l'appareil a fini de relâcher la pression.
5. Retirez le panier. Videz les restes de liquide du pot et essuyez-le. Remettez le panier et les champignons dans la casserole. Saupoudrez les champignons avec plus de fromage.

6. Fermez le couvercle du croustillant. Sélectionnez AIR CRISP, réglez la température à 390 ° F et réglez la durée sur 10 minutes. Sélectionnez START / STOP pour commencer, en vérifiant la cuisson après 8 minutes. Une fois terminé, le fromage sera fondu, bouillonnant et légèrement doré. Si nécessaire, continuez la cuisson jusqu'à 2 minutes de plus.

7. Lorsque la cuisson est terminée, servir immédiatement ou garder au chaud jusqu'au moment de servir.
Par portion:
Calories: 242; Matières grasses totales: 18g; Glucides totaux: 4g; Fibre: 1g; Glucides nets: 3g; Protéine: 16g

Macronutriments: Lipides: 67%; Protéine: 26%; Glucides: 7%

OEUFS ET PRODUITS LAITIERS

1. Salade aux œufs classique

(Prêt en environ 20 minutes | Portions 5)

Par portion: 172 calories; 14,1 g de matières grasses; 2,5 g de glucides; 8,1 g de protéines; 0,7 g de fibres

Ingrédients

7 oeufs

1/3 tasse de mayonnaise

1 tasse de radis, tranchés finement

1 poivron, haché

2 oignons verts, hachés

Préparations

Ajouter les œufs et l'eau (1 pouce au-dessus des œufs) dans une casserole et porter à ébullition. Retirer du feu et laisser reposer 15 minutes.

Ensuite, épluchez les œufs et rincez-les sous l'eau courante. Hachez les œufs et placez-les dans un bol de service. Incorporer les oignons verts, les radis et les poivrons.

Assaisonner avec du sel et du noir Poivre à goûter. Ajouter la mayonnaise et 1 cuillère à café de moutarde moulue sur pierre, si voulu.

Remuer pour bien mélanger et servir bien frais. Bon appétit!

2. Œufs durs à l'avocat

(Prêt en 10 minutes environ | Portions 3)

Par portion: 222 calories; 17,6 g de matières grasses; 5,7 g de glucides; 12,2 g de protéines; 3,9 g de fibres

Ingrédients
1 avocat, dénoyauté et tranché
6 oeufs
1/2 cuillère à café d'aneth séché
1 cuillère à soupe de jus de citron
1/2 cuillère à café de sel casher
Préparations
Ajouter les œufs et l'eau (1 pouce au-dessus des œufs) dans une casserole et porter à ébullition. Retirer du feu et laisser reposer 15 minutes.
Épluchez les œufs et coupez-les en deux. Saupoudrez les œufs de sel et d'aneth. Vous pouvez ajouter du poivre noir et du paprika, si vous le souhaitez. Servir garni de tranches d'avocat et de jus de citron frais. Prendre plaisir!

3. Coquetiers au jambon

(Prêt en environ 30 minutes | Portions 6)
Par portion: 258 calories; 19,1 g de matières grasses; 2,8 g de glucides; 17,5 g de protéines; 0,2 g de fibres
Ingrédients
6 tranches fines de jambon
6 oeufs
4 onces de fromage à la crème
1 cuillère à café de moutarde
6 onces de fromage Colby, râpé
Préparations
Tapisser les moules à muffins de moules à cupcakes. Ajouter une tranche de jambon dans chaque moule à muffin et appuyez doucement. Dans un plat à mélanger, fouetter les œufs, le fromage à la crème et la moutarde; Assaisonnez avec du sel et poivrer au goût. Versez le mélange d'œufs dans les coupelles. Garnir du fromage râpé. Cuire au four le four préchauffé à 355 degrés F environ 27 minutes.

Garnir de 2 cuillères à soupe d'oignons verts juste avant de
servir et savourer!

4. Bouchées de saucisses et de fromage pour le petit déjeuner

(Prêt en environ 20 minutes | Portions 3)

Par portion: 412 calories; 34,6 g de matières grasses; 4,7 g de glucides; 19,6 g de protéines; 0,1 g de fibres

Ingrédients

1/2 livre de saucisse à déjeuner

1/2 tasse de farine d'amande

1/2 tasse de fromage Colby, râpé

4 cuillères à soupe de fromage Romano, fraîchement râpé

1 oeuf

Préparations

Préchauffez votre four à 365 degrés F.

Bien mélanger tous les ingrédients jusqu'à ce que tout soit bien mélangé. Rouler le mélange en boules; déposer les boules sur une plaque de cuisson tapissée de papier sulfurisé.

Cuire au four préchauffé pendant environ 15 à 17 minutes.

Bon appétit!

5. Soupe au fromage célèbre

(Prêt en environ 20 minutes | Portions 5)

Par portion: 439 calories; 37g de matières grasses; 5,7 g de glucides; 19,5 g de protéines; 2g de fibres

Ingrédients

1/2 bâton de beurre, à température ambiante

4 cuillères à soupe de farine d'amande

2 ½ tasses de lait en conserve

1 cube de bouillon de poulet

2 tasses de fromage suisse, râpé

Préparations

Dans un por à fond épais, faire fondre le beurre à feu moyen-vif. Ajoutez la farine d'amande, le lait en conserve et le cube de bouillon de poulet, maintenant, versez dans 2 tasses d'eau tiède et laisser mijoter, partiellement couvert, pendant 10 minutes. Retirer du feu et incorporer le fromage. Remuer pour combiner, couvrir et laisser il reste dans la chaleur résiduelle pendant 8 à 10 minutes. Assaisonner de sel et de poivre noir et servir dans des bols individuels. Bon appétit!

6. Le meilleur aïoli grec de tous les temps

(Prêt en environ 10 minutes | Portions 6)

Par portion: 94 calories; 9,1 g de matières grasses; 1,3 g de glucides; 1,5 g de protéines; 0,2 g de fibres

Ingrédients

2 jaunes d'œuf

1 cuillère à café de mélange d'assaisonnement grec

1 cuillère à café d'ail

1 cuillère à soupe de jus de citron

1/2 tasse d'huile d'olive extra vierge

Préparations

Battre les jaunes d'œufs jusqu'à ce qu'ils soient pâles et mousseux.

Incorporer le mélange d'assaisonnement grec, l'ail et le jus de citron; assaisonner avec du sel et poivre noir. Incorporer 1 cuillère à café de moutarde, si désiré.

Ensuite, continuez à mélanger jusqu'à ce que tout soit bien mélangé.

Incorporer progressivement l'huile en un jet régulier. Mélanger jusqu'à ce que le mélange soit émulsionné.

Conservez bien au réfrigérateur jusqu'à 10 jours.

7. Salade aux œufs pour le petit-déjeuner

(Prêt en environ 15 minutes | Portions 4)

Par portion: 474 calories; 37,1 g de matières grasses; 6,8 g de glucides; 28g de protéines; 4g de fibres

Ingrédients

4 œufs

1 concombre libanais, tranché

4 tasses de laitue, brisée en morceaux

1 avocat, dénoyauté, pelé et tranché

8 onces de fromage de chèvre, émietté

Préparations

Faites chauffer 2 cuillères à soupe d'huile de canola dans une poêle à feu vif. Ensuite, casser les œufs dans l'huile et les faire frire 1 à 2 minutes ou jusqu'à ce que les jaunes sont fixés; mettre de côté.

Mélanger le concombre libanais et la laitue dans un bol de service. Placez les œufs au plat et avocat sur le dessus. Garnir de fromage émietté et servir.

8. Oeufs faciles dans une tasse

(Prêt en environ 5 minutes | Portions 1)

Par portion: 142 calories; 9,4 g de matières grasses; 2,5 g de glucides; 12,1 g de protéines; 0,1 g de fibres

Ingrédients

2 oeufs

Sel feuilleté, au goût

1/4 cuillère à café de poivre noir moulu

2 cuillères à soupe de lait

Préparations

Dans une tasse allant au micro-ondes, fouettez légèrement les œufs; ajouter le lait et fouetter jusqu'à ce que bien mélangé. Faites cuire les œufs au micro-ondes pendant environ 1 minute et demie. Assaisonner de sel et de poivre noir au goût et servir immédiatement.

9. Soufflé à la saucisse et au fromage

(Prêt en environ 55 minutes | Portions 8)

Par portion: 348 calories; 28,7 g de matières grasses; 4,5 g de glucides; 17,6 g de protéines; 0,3 g de fibres

Ingrédients

8 onces de saucisse chorizo, tranchée

4 oignons verts, hachés

8 onces de fromage à la crème

10 oeufs

1 tasse de fromage suisse, râpé

les directions

Préchauffer une poêle allant au four à feu moyen. Maintenant, faites dorer la saucisse pendant 5 minutes en le brisant avec une large spatule.

Incorporer les oignons verts et continuer à faire sauter encore 3 minutes. Assaisonner avec sel et poivre noir à votre goût.

Dans un plat à mélanger, mélanger le fromage à la crème et les œufs. Versez le mélange d'oeufs dans la poêle allant au four. Transférer la poêle dans le four préchauffé. Cuire au four à 365 degrés F pendant environ 30 minutes.

Garnir de fromage suisse et poursuivre la cuisson encore 7 minutes ou jusqu'à ce que le fromage est chaud et pétillant.

Bon appétit!

10. Bombay Masala Frittata

(Prêt en 40 minutes environ | Portions 5)

Par portion: 306 calories; 27g de matières grasses; 4g de glucides; 12g de protéines; 0,2 g de fibres

Ingrédients

1 oignon jaune, tranché

1 cuillère à café de Garam masala

8 oeufs

2 cuillères à soupe de lait

8 onces de fromage à la crème

Préparations

Graisser un plat allant au four avec 1 cuillère à soupe de beurre.

Faire fondre 1 cuillère à soupe de beurre dans une poêle à feu moyen-vif. Faire sauter l'oignon jusqu'à ce qu'il soit juste tendre et aromatique.

Ajouter le Garam masala et verser le mélange dans la cuisson préparée la poêle.

Dans un bol, fouettez les œufs, le lait et le fromage à la crème. Verser le mélange d'œufs dans le plat de cuisson.

Cuire au four préchauffé à 360 degrés F pendant 30 minutes ou jusqu'à cuisson complète. Prendre plaisir!

11. Frittata aux herbes méditerranéennes

(Prêt en environ 30 minutes | Portions 4)

Par portion: 394 calories; 30,5 g de matières grasses; 6,1 g de glucides; 23,1 g de protéines; ; 0,6 g de fibres

Ingrédients

6 oeufs

2 onces de bacon, haché

1 cuillère à café d'herbes méditerranéennes

1/2 tasse d'oignons rouges, pelés et tranchés

8 onces de fromage Feta, émietté

Préparations

Commencez par préchauffer un four à 365 degrés F.Bossez un plat de cuisson avec un spray antiadhésif.

Mélanger les œufs, le bacon, les herbes et l'oignon jusqu'à ce que le tout soit bien mélangé; assaisonner avec le sel et poivre noir.

Versez le mélange dans le plat de cuisson préparé.

Cuire au four pendant 15 minutes jusqu'à ce que les œufs soient pris. Répartir le fromage feta sur le dessus et continuez à cuire encore 5 minutes. Prendre plaisir!

12. Œufs brouillés au bacon canadien

(Prêt en 15 minutes environ | Portions 2)

Par portion: 326 calories; 13,3 g de matières grasses; 5,2 g de glucides; 46 g de protéines; 0,7 g de fibres

Ingrédients

2 tranches (1 once) de bacon canadien

8 tomates cerises, coupées en deux

4 œufs

Sel, pour assaisonner

1/4 cuillère à café de poivre noir moulu

Préparations

Cuire le bacon canadien à feu moyen-vif jusqu'à ce qu'il soit tendre et croustillant.

Ensuite, faites frire les œufs dans la graisse de bacon jusqu'à ce que les jaunes soient pris. Assaisonner avec le sel et poivre.

Servir avec le bacon réservé et les tomates cerises.

Bon appétit!

13. Œufs farcis au thon

(Prêt en environ 15 minutes | Portions 4)

Par portion: 112 calories; 4,7 g de matières grasses; 2,3 g de glucides; 14,5 g de protéines; 0,5 g de fibres

Ingrédients

4 œufs

1 boîte (6 onces) de thon, égoutté

1/2 oignon rouge, haché

4 cuillères à café de fromage cottage, température ambiante

1 cuillère à soupe de moutarde de Dijon

Préparations

Dans une casserole, porter à ébullition les œufs et l'eau; chauffer. Laissez-le reposer pendant environ 10 minutes.

Ensuite, décollez les coquilles et séparez les blancs et les jaunes d'œufs.

Écrasez les jaunes avec le thon, les oignons, le fromage et la moutarde. Saupoudrer de sel et du poivre noir, si désiré.

Répartir le mélange dans les blancs d'œufs et servir bien frais.

14. Chou-fleur Keto

(Prêt en 15 minutes environ | Portions 5)

Par portion: 285 calories; 23,2 g de matières grasses; 4,6 g de glucides; 14,2 g de protéines; 1,1 g de fibres

Ingrédients

3 cuillères à soupe de beurre ramolli

Fleurons de chou-fleur 1/2 livre

2 tasses de fromage Romano, râpé

2 cuillères à café de poudre de cosse de psyllium

1 oignon jaune, émincé

Préparations

Faites cuire le chou-fleur à la vapeur et mélangez-le jusqu'à ce qu'il ressemble à une purée de pommes de terre.
Ensuite, mélangez la purée de chou-fleur avec l'oignon jaune, le fromage et le psyllium poudre de balle. Rouler le mélange en boules.
Faire fondre le beurre dans une poêle à feu moyen-vif. Ensuite, faites cuire vos tout-petits jusqu'à ce qu'ils soient dorés de tous les côtés. Bon appétit!

15. Mayo facile à la maison

(Prêt en environ 10 minutes | Portions 8)

Par portion: 257 calories; 28,1 g de matières grasses; 1,1 g de glucides; 0,8 g de protéines; 0,1 g de fibres

Ingrédients

1/2 cuillère à café de moutarde moulue sur pierre

1 cuillère à café d'ail en poudre

1 tasse d'huile d'olive

2 cuillères à soupe de jus de citron

2 jaunes d'oeuf

Préparations

Battez les jaunes d'œufs, la moutarde et l'ail en poudre au batteur à main. Ajouter dans le sel, poivre noir et jus de citron et continuer à mélanger jusqu'à ce que le tout soit bien mélangé.
Versez progressivement l'huile, en mélangeant continuellement jusqu'à ce que la consistance désirée soit atteint.
Goûtez pour l'assaisonnement, puis ajoutez un peu de sel ou de jus de citron si nécessaire. Prendre plaisir!

16. Tortilla mexicaine au fromage

(Prêt en environ 15 minutes | Portions 4)

Par portion: 205 calories; 16,4 g de matières grasses; 3,2 g de glucides; 11,5 g de protéines; 0,2 g de fibres

Ingrédients

2 cuillères à soupe de lait entier

2 oeufs

4 onces de fromage Cotija, tranché

1/2 tasse de farine d'amande

1 cuillère à café de levure chimique

Préparations

Fouettez le lait et les œufs jusqu'à ce qu'ils soient mousseux et pâles.

Dans un autre bol, mélanger la farine d'amande avec la levure chimique; saupoudrer avec le sel au goût.

Ajouter le mélange d'œufs au mélange de farine et mélanger à nouveau.

Cuire chaque tortilla 2 minutes de chaque côté. Répétez jusqu'à ce que vous n'ayez plus Battre. Garnir de fromage Cotija et servir. Dévorer!

17. Taboulé de petit-déjeuner préféré

(Prêt en environ 20 minutes | Portions 3)

Par portion: 204 calories; 8,6 g de matières grasses; 8,6 g de glucides; 13,7 g de protéines; 2,8 g de fibres

Ingrédients

6 œufs battus

1 échalote, tranchée

2 tasses de riz au chou-fleur

1 poivron, épépiné et tranché

1/2 tasse de tomates cerises, coupées en deux

Préparations

Faire fondre 1 cuillère à soupe de beurre dans une poêle allant au four à feu moyen-vif.

Faites cuire le riz au chou-fleur pendant 5 à 6 minutes ou jusqu'à ce qu'il soit ramolli. Incorporer échalote et poivron et poursuivre la cuisson 4 minutes de plus.
Versez les œufs battus sur les légumes et faites cuire jusqu'à ce que les œufs soient pris; ne pas trop cuire les œufs.
Garnir de tomates cerises et placer sous le gril préchauffé pendant 5 minutes. Goûtez et rectifiez les assaisonnements.
Bon appétit!

18. Œufs farcis au bacon

(Prêt en environ 15 minutes | Portions 6)
Par portion: 293 calories; 22,3 g de matières grasses; 4,8 g de glucides; 18,6 g de protéines; 0,8 g de fibres
Ingrédients
10 oeufs
1 cuillère à soupe de moutarde de Dijon
1 poivron rôti, haché
1/3 tasse de fromage cottage
4 onces de bacon, coupé en dés
Préparations
Cuire le bacon dans une poêle antiadhésive à feu moyen-vif; réserve.
Cuire les œufs dans une petite casserole et porter à ébullition. Retirer du feu et laissez reposer, couvert, pendant environ 10 minutes.
Ensuite, épluchez les œufs et séparez les blancs et les jaunes d'œufs.
Mélangez les jaunes d'œufs avec le bacon réservé, le poivron, la moutarde et le fromage.
Assaisonner avec le sel et le poivre noir au goût.
Répartir la garniture entre les blancs d'œufs et servir bien frais.
Dévorer!

19. Soupe au fromage suisse et à l'oignon

(Prêt en 15 minutes environ | Portions 2)

Par portion: 365 calories; 27,2 g de matières grasses; 6,6 g de glucides totaux; 21g de protéines; 0,8 g Fibre

Ingrédients

2 cuillères à soupe de ghee, à température ambiante

1/2 tasse d'échalotes, hachées

1/2 tasse de soupe à l'oignon

1 tasse de yaourt

4 onces de fromage suisse, râpé

Préparations

Faire fondre le ghee dans une casserole à fond épais à feu moyen-vif; faire sauter le échalotes jusqu'à tendreté ou environ 4 minutes.

Versez la crème de soupe à l'oignon avec 1/2 tasse d'eau. Réduisez la chaleur mijoter; puis, laissez cuire de 10 à 12 minutes ou jusqu'à ce que le tout soit bien chaud.

Retirer du feu et incorporer le yogourt et le fromage suisse. Mélanger jusqu'à tout est parfaitement combiné.

Bon appétit!

20. Muffins au bacon et au chou frisé

(Prêt en environ 25 minutes | Portions 4)

Par portion: 384 calories; 29,8 g de matières grasses; 5,1 g de glucides; 24g de protéines; 1,1 g de fibres

Ingrédients

1/2 tasse de bacon

1 tasse de chou frisé

1 tasse de pâte de tomate à l'ail et l'oignon

6 oeufs

1 tasse de fromage Asiago, râpé

Préparations

Préchauffez votre four à 380 degrés F.

Ensuite, faites cuire le bacon de 3 à 4 minutes à température maximale; réserve. Ajouter dans le chou frisé, la pâte de tomate, les œufs et le fromage Asiago. Ajouter le bacon réservé Verser la pâte dans des moules à muffins légèrement graissés; puis cuire au four pendant 15 minutes ou jusqu'à ce que les bords soient dorés. Bon appétit!

21. Omelette grecque facile

(Prêt en environ 15 minutes | Portions 6)

Par portion: 266 calories; 20,3 g de matières grasses; 5,7 g de glucides; 14,8 g de protéines; 0,9 g de fibres

Ingrédients

8 oeufs

1 poireau de taille moyenne, haché

2 tasses de fleurons de brocoli

4 cuillères à soupe de crème sure

1/2 tasse de fromage feta grec, émietté

Préparations

Faire fondre 2 cuillères à soupe de beurre dans une poêle antiadhésive à feu moyen-vif. Maintenant, faire revenir les poireaux et le brocoli jusqu'à ce qu'ils soient juste tendres.

Fouettez la crème sure et les œufs avec le mélange d'assaisonnement grec. Cuillère le mélange crème / œuf dans la poêle.

Cuire de 5 à 6 minutes jusqu'à ce que les œufs soient complètement pris. Garnir de feta grecque fromage et servir chaud!

22. Frittata aux tomates méditerranéennes

(Prêt en environ 35 minutes | Portions 4)

Par portion: 299 calories; 22,4 g de matières grasses; 3,4 g de glucides; 19,6 g de protéines; 0,2 g de fibres

Ingrédients

6 oeufs

1/3 tasse de yogourt à la grecque

2 oignons verts, hachés

1 tomate, tranchée

2/3 tasse de fromage cheddar, râpé

Préparations

Préchauffez votre four à 360 degrés F. Beurrez un moule à tarte et mettez-le de côté.

Mélangez bien le yogourt à la grecque et les oignons verts. Cuillère le mélange dans la casserole préparée. Garnir avec les tranches de tomates. Répartissez le fromage sur le dessus. Cuire au four environ 30 minutes ou jusqu'à ce que les bords semblent cuits. Couper en quatre les coins et servir.

23. Flan à la noix de coco de maman

(Prêt en environ 55 minutes | Portions 4)

Par portion: 318 calories; 32,3 g de matières grasses; 4,9 g de glucides; 5,5 g de protéines; 0,2 g de fibres

Ingrédients

2 oeufs

1/2 tasse d'érythritol granulé

1/2 cuillère à soupe d'extrait de vanille

20 onces de lait de coco en conserve

1/4 tasse de noix de coco, râpée, non sucrée

Préparations

Préchauffez votre four à 335 degrés F; spritz 4 tasses à crème avec antiadhésif un enduit à cuisson et placez-les dans un grand plat allant au four.
Ensuite, fouettez les œufs jusqu'à ce qu'ils soient pâles et mousseux.
Ajouter l'érythritol, la vanille et le lait de coco, ajouter une pincée de gros sel de mer aussi; fouetter jusqu'à ce que tout soit bien mélangé et verser dans la crème anglaise préparée tasses.
Versez de l'eau bouillante dans les moules à pâtisserie autour des tasses. Cuire au four de 45 à 50 minutes ou jusqu'à ce qu'un couteau de table inséré au milieu en ressorte propre.
Réfrigérer jusqu'au moment de servir. Secouez doucement le moule pour libérer et garnir avec noix de coco râpée. Dévorer!

24. Tortilla espagnole au fromage

(Prêt en environ 30 minutes / Portions 4)

Par portion: 324 calories; 24,2 g de matières grasses; 5,2 g de glucides; 20,2 g de protéines; 0,5 g de fibres

Ingrédients

1/2 tasse de poireaux, hachés

1 poivron espagnol, haché

1/4 tasse de lait

5 œufs battus

1 tasse de fromage Manchego, râpé

Préparations

Faire fondre 1 cuillère à soupe de beurre dans une casserole à feu moyen-vif. Maintenant,
cuire les poireaux et le poivre espagnol jusqu'à ce qu'ils soient ramollis.
Assaisonner de sel et de poivre noir fraîchement moulu. Verser le mélange sauté dans un plat de cuisson beurré.

Dans un bol, fouettez le lait et les œufs jusqu'à ce qu'ils soient pâles et mousseux. Versez le mélange dans le plat de cuisson préparé.

Garnir de fromage Manchego et cuire au four préchauffé à 365 degrés F pendant 23 à 25 minutes.

Laisser refroidir sur du foin filaire pendant environ 10 minutes avant de couper et de servir. Prendre plaisir!

25. Salade aux œufs russes

(Prêt en 15 minutes environ + temps de refroidissement | Portions 6)

Par portion: 164 calories; 11,5 g de matières grasses; 5,7 g de glucides; 9,5 g de protéines; 0,9 g de fibres

Ingrédients

6 œufs de taille moyenne

2 cuillères à soupe de mayonnaise

4 onces de fromage cheddar, râpé

1/2 tasse de crème sure

4 tasses de bébés épinards

Préparations

Faites cuire les œufs dans une petite casserole. Laissez reposer, couvert, pendant environ 10 minutes.

Lorsqu'elles sont suffisamment froides pour être manipulées, décollez les coquilles; rincer, hacher les œufs et placez-les dans un bol de service.

Incorporer les ingrédients restants. Garnir de 4 cuillères à soupe d'oignons verts et servez bien frais.

26. Mini frittatas au fromage avec saucisse

(Prêt en environ 35 minutes | Portions 6)

Par portion: 287 calories; 23,7 g de matières grasses; 1,9 g de glucides; 16,1 g de protéines; 0,2 g de fibres

Ingrédients

5 oeufs

1/3 tasse de crème double

6 onces de saucisse de porc, tranchée

1 poivron, haché

1 1/3 tasse de fromage de chèvre, émietté

Préparations

Commencez par préchauffer votre four à 360 degrés F.

Cuire la saucisse et le poivron dans une poêle antiadhésive préchauffée sur un chaleur modérée.

Dans un bol à mélanger, mélanger les œufs et la crème fraîche; incorporer le mélange poivre / saucisse. Assaisonnez de sel et de poivre noir à votre goût.

Versez le mélange dans des moules à muffins tapissés de papier d'aluminium et faites cuire environ 20 minutes.

Garnir de fromage de chèvre et cuire au four environ 6 minutes ou jusqu'à ce qu'il soit légèrement doré sur les bords. Bon appétit!

27. Œufs brouillés crémeux à la française

(Prêt en environ 15 minutes | Portions 3)

Par portion: 257 calories; 21,1 g de matières grasses; 0,9 g de glucides; 12,6 g de protéines; 0,1 g de fibres

Ingrédients

1 cuillère à soupe de beurre, à température ambiante

6 gros œufs

4 cuillères à soupe de crème fraîche

1/4 cuillère à café de poivre noir moulu

Sel de mer, au goût

Préparations

Battez les œufs avec un fouet jusqu'à ce qu'ils soient mousseux ou que les jaunes et les blancs soient complètement incorporés les uns dans les autres.

Ensuite, faites fondre le beurre dans une poêle à feu moyen-vif. Versez l'oeuf mélange dans la poêle. Donnez-lui un tourbillon rapide pour répartir les œufs uniformément à travers la poêle.

Remuer jusqu'à ce que juste pris ou environ 8 minutes. Assaisonner de poivre noir et de sel; plier dans la crème fraîche et retirer immédiatement du feu.

Prendre plaisir!

28 Soupe au fromage à la bière

(Prêt en environ 20 minutes | Portions 4)

Par portion: 391 calories; 34,1 g de matières grasses; 3,9 g de glucides; 14,8 g de protéines; 0,4 g de fibres

Ingrédients

1/2 tasse de bière

1 tasse de crème épaisse

2 cuillères à soupe de beurre

1/2 livre de fromage Pepper-Jack, râpé

1/2 tasse d'oignons verts, hachés

Préparations

Faire fondre le beurre dans une casserole à fond épais à feu moyen-vif. Faire sauter les oignons verts pendant environ 4 minutes.

Verser 2 ½ tasses de bouillon d'os de bœuf et porter à ébullition rapide. Ajouter l'ail poudre si vous le souhaitez et baisser la température à moyen-doux.

Ajouter la bière et la crème épaisse et laisser mijoter pendant 10 à 12 minutes plus ou jusqu'à cuisson complète.

Ensuite, incorporer le fromage Pepper-Jack et bien mélanger. Laissez-le reposer, couvert, jusqu'à ce que le fromage est fondu et incorporé. Prendre plaisir!

29. Choux de Bruxelles rôtis au fromage colby

(Prêt en environ 25 minutes | Portions 4)

Par portion: 202 calories; 16,3 g de matières grasses; 5,8 g de glucides; 8,8 g de protéines; 2,3 g de fibres

Ingrédients

2 cuillères à soupe d'huile de sésame

3/4 livre de choux de Bruxelles, nettoyés et coupés en deux

6 onces de fromage Colby, râpé

1 cuillère à café de flocons de persil séché

1 brin de thym séché

Préparations

Préchauffez votre four à 395 degrés F.Bossez un plat de cuisson avec un antiadhésif vaporisateur.

Placez les choux de Bruxelles sur le plat de cuisson et arrosez-les de sésame pétrole.

Mélanger avec le persil et le thym; saupoudrer de sel et de poivre noir sur votre aimer. Rôtir environ 15 minutes ou jusqu'à ce qu'ils soient tendres et carbonisés autour du bords.

Garnir de fromage râpé et rôtir encore 5 minutes. Dévorer!

30. Œufs épicés simples et rapides

(Prêt en environ 15 minutes | Portions 3)

Par portion: 317 calories; 24,3 g de matières grasses; 4,2 g de glucides; 19g de protéines; 0,4 g de fibres

Ingrédients

2 oignons verts, hachés

1 cuillère à soupe d'huile d'olive

1/2 cuillère à café de poudre de chili

1/3 tasse de lait entier

6 oeufs

Préparations

Chauffer l'huile d'olive dans une poêle à feu moyen-vif. Cuire les oignons verts jusqu'à ce qu'ils soient tendres et aromatiques environ 3 minutes.

Dans un plat à mélanger, fouettez le lait, les œufs et la poudre de chili. Assaisonner avec le sel et du poivre noir à votre goût.

Verser le mélange d'œufs dans la poêle; secouer la casserole pour étaler le mélange uniformément.

Faites cuire les œufs environ 5 minutes. Goûter, rectifier les assaisonnements et servir immédiatement.

31. Brouillage grec facile

(Prêt en 10 minutes environ | Portions 3)

Par portion: 313 calories; 25,3 g de matières grasses; 2g de glucides; 18,8 g de protéines; 0,2 g de fibres

Ingrédients

2 cuillères à soupe de beurre

1 cuillère à café d'herbes méditerranéennes

6 oeufs

4 cuillères à soupe de yogourt grec

3 onces de fromage halloumi, émietté

Préparations

Dans une poêle, faites fondre le beurre à feu moyen.

Dans un bol à mélanger, mélanger les herbes méditerranéennes, les œufs et le yogourt grec.

Versez le mélange dans la poêle et faites cuire, en remuant continuellement, pendant 5 à 6 minutes jusqu'à ce que le caillé crémeux se forme.

Garnir de fromage halloumi et servir chaud!

32. Salade d'œufs épicée à la crème

(Prêt en 15 minutes environ | Portions 2)

Par portion: 398 calories; 35,2 g de matières grasses; 5,5 g de glucides; 14,6 g de protéines; 1g de fibres

Ingrédients

3 oeufs

1/4 tasse de mayonnaise

1 cuillère à café de moutarde de Dijon

1/4 tasse d'oignons verts, hachés

1 piment jalapeno, épépiné et émincé

Préparations

Cuire les œufs dans une petite casserole et porter à ébullition. Chauffez et laissez-le reposer, couvert, pendant 10 à 11 minutes.

Lorsqu'elles sont suffisamment froides pour être manipulées, décollez les coquilles. Hacher les œufs et placez-les dans un joli bol de service.

Ajouter la mayonnaise, la moutarde de Dijon, les oignons verts et le piment jalapeno.

Saupoudrer de paprika sur la salade si désiré. Dévorer!

33. Tortillas de style restaurant au fromage

(Prêt en 10 minutes environ | Portions 2)

Par portion: 393 calories; 31,7 g de matières grasses; 5,1 g de glucides; 22,8 g de protéines; 1,6 g de fibres

Ingrédients

2 cuillères à soupe de farine de graines de lin

1 cuillère à soupe de farine d'amande

2 oeufs

2 cuillères à soupe de lait entier

3 onces de fromage cheddar, tranché

Préparations

Mélanger la farine de graines de lin et la farine
d'amande; saupoudrer de levure chimique et mélanger
à nouveau.
Dans un autre bol, fouettez les œufs et le lait jusqu'à ce qu'ils
soient pâles et mousseux; ajoute ce mouillé mélange au
mélange de farine sèche. Mélangez jusqu'à ce que tout soit bien
mélangé.
Faites cuire vos tortillas à feu moyen-vif 2 minutes de chaque
côté. Garnir de fromage cheddar, les rouler et servir tout de
suite!

34. Omelette grecque aux oignons verts

(Prêt en environ 15 minutes | Portions 3)

Par portion: 224 calories; 16,3 g de matières grasses; 2,8 g de
glucides; 15,8 g de protéines; 0,3 g de fibres

Ingrédients

1 cuillère à soupe de beurre

2 oignons verts, hachés

6 oeufs

2 cuillères à soupe de yogourt à la grecque

3 cuillères à soupe de fromage feta, émietté

Préparations

Faire fondre le beurre dans une sauteuse à feu moyen-vif. Faire
sauter les oignons verts jusqu'à ce qu'ils soient tendres et
parfumés.
Dans un bol à mélanger, fouettez les œufs et le yogourt grec.
Verser le mélange d'œufs dans la sauteuse et cuire jusqu'à ce
que les œufs aient pris mais le centre tremble un peu. Retourner
de l'autre côté et garnir de fromage feta. Pliez doucement en
deux et servez chaud.
Bon appétit!

35. Bombes grasses de chou-fleur

(Prêt en environ 35 minutes | Portions 4)

Par portion: 168 calories; 10,9 g de matières grasses; 3,5 g de glucides; 13,9 g de protéines; 1,1 g de fibres

Ingrédients

1/2 livre de chou-fleur, coupé en bouquets

2 œufs battus

1/4 tasse de farine d'amande

1/2 tasse de fromage Romano, râpé

1/2 tasse de couenne de porc, écrasée

Préparations

Cuire le chou-fleur à la vapeur jusqu'à ce qu'il ramollisse et bien égoutter. Ensuite, mélangez le chou-fleur avec le reste des ingrédients.

Rouler le mélange en petites boules et les déposer sur une plaque à pâtisserie tapissée de papier d'aluminium.

Cuire au four préchauffé à 355 degrés F pendant environ 25 minutes.

Prendre plaisir!

36. Poivrons farcis au fromage

(Prêt en environ 25 minutes | Portions 4)

Par portion: 140 calories; 9,8 g de matières grasses; 6,4 g de glucides; 7,8 g de protéines; 0,9 g de fibres

Ingrédients

4 poivrons d'été, divinés et coupés en deux

2 onces de fromage mozzarella, émietté

2 cuillères à soupe de yogourt à la grecque

4 onces de fromage à la crème

1 gousse d'ail émincée

Préparations

Faites bouillir les poivrons jusqu'à ce qu'ils soient juste tendres.

Mélangez bien le fromage, le yogourt et l'ail. Farcissez vos poivrons avec ce remplissage. Placez les poivrons farcis dans un plat de cuisson recouvert de papier d'aluminium. Cuire au four préchauffé à 365 degrés F pendant environ 10 minutes. Bon appétit!

37. Sandwichs Italiens aux courgettes

(Prêt en 10 minutes environ | Portions 2)

Par portion: 352 calories; 26,5 g de matières grasses; 6,6 g de glucides totaux; 22,1 g de protéines; 0,6 g Fibre

Ingrédients

4 fines tranches de courgettes, coupées dans le sens de la longueur

2 oeufs

4 tranches de Sopressata

2 tranches de fromage provolone

1 poivron rouge, tranché finement

Préparations

Faire fondre 1 cuillère à soupe de beurre dans une poêle à feu moyen-vif. Ensuite, faire frire les œufs environ 5 minutes. Placer une tranche de courgette sur chaque assiette. Ajouter le fromage, la Sopressata et poivrons sur le dessus; Assaisonner avec du sel et du poivre noir au goût. Ajouter les œufs au plat et garnir des tranches de courgettes restantes. Bon appétit!

38. Salade crémeuse aux œufs à l'aneth

(Prêt en environ 20 minutes + temps de refroidissement | Portions 3)

Par portion: 212 calories; 19,4 g de matières grasses; 0,9 g de glucides; 7,6 g de protéines; 0,2 g de fibres

Ingrédients

4 œufs, pelés et hachés

1 oignon vert, haché

1 cuillère à soupe d'aneth frais haché

1 cuillère à café de moutarde de Dijon

4 cuillères à soupe de mayonnaise

Préparations

Ajouter les œufs et l'eau dans une casserole et porter à ébullition; retirer du feu.

Laisser les œufs reposer, couverts, pendant environ 11 minutes. Épluchez et rincez les œufs sous l'eau courante. Ensuite, hachez les œufs et transférez les dans un joli saladier; incorporer les oignons verts, l'aneth, la moutarde et la mayonnaise.

Goûtez et assaisonnez de sel et de poivre. Prendre plaisir!

39. Œufs au fromage de chèvre

(Prêt en 10 minutes environ | Portions 2)

Par portion: 287 calories; 22,6 g de matières grasses; 1,3 g de glucides 19,8 g de protéines; 0g de fibres

Ingrédients

4 œufs battus

2 cuillères à café de ghee, température ambiante

1 cuillère à café de paprika

Sel de mer et poivre noir moulu, au goût

4 cuillères à soupe de fromage de chèvre

Préparations

Dans une poêle, faites fondre le ghee à feu moyen. Ensuite, faites cuire les œufs, couvert, pendant environ 4 minutes.

Incorporer le fromage de chèvre, le paprika, le sel et le poivre noir; continuer à cuire pendant 2 à 3 minutes de plus ou jusqu'à cuisson complète.

Goûtez et rectifiez les assaisonnements. Prendre plaisir!

40. Chips au double fromage célèbres

(Prêt en environ 10 minutes | Portions 6)

Par portion: 148 calories; 11,7 g de matières grasses; 1,1 g de glucides; 9,4 g de protéines; 0,2 g de fibres

Ingrédients

3/4 tasse de fromage Romano, râpé

1 cuillère à soupe d'assaisonnement italien

1 tasse de fromage Asiago, râpé

Préparations

Commencez par préchauffer votre four à 360 degrés F. Mélangez les ingrédients dans un bol. Cuillère à soupe des tas de mélanger sur des plaques à pâtisserie tapissées de papier d'aluminium.

Cuire au four préchauffé environ 7 minutes jusqu'à ce qu'ils soient dorés sur les bords. Transférez les chips de fromage sur du papier absorbant et laissez-les refroidir jusqu'à ce qu'elles soient croustillantes.

Prendre plaisir!

LÉGUMES ET PLATS D'ACCÈS

1. Salade de brocoli et de sardine

(Prêt en 10 minutes environ | Portions 4)

Par portion: 159 calories; 7,1 g de matières grasses; 5,7 g de glucides; 17,8 g de protéines; 3g de fibres

Ingrédients

2 boîtes (4 onces) de sardines dans l'huile, égouttées

1/2 oignon blanc, tranché finement

1 cuillère à café de moutarde moulue sur pierre

2 cuillères à soupe de jus de citron vert frais

1 livre de fleurons de brocoli

Préparations

Dans une poêle antiadhésive, cuire les brocolis à feu moyen-vif pendant environ 6 minutes; travailler par lots.

Placez le brocoli carbonisé dans un bol de service avec les sardines et les oignons. Mélangez votre salade avec la moutarde et le jus de citron vert.

Bon appétit!

2. Épinards à la crème avec fromage

(Prêt en 10 minutes environ | Portions 4)

Par portion: 166 calories; 15,1 g de matières grasses; 5g de glucides; 4,4 g de protéines; 1,7 g de fibres

Ingrédients

10 onces d'épinards

1 cuillère à soupe de beurre, température ambiante

1/2 tasse de crème double

3 onces de fromage à la crème

1 gousse d'ail émincée

Préparations

Faire fondre le beurre dans une sauteuse à feu moyen-vif. Ensuite, faites revenir l'ail jusqu'à ce que parfumé pendant 30 secondes environ.

Incorporer les feuilles d'épinards, couvrir et laisser mijoter 2 à 3 minutes ou jusqu'à ce que les épinards se fanent. Assaisonner avec du sel et du poivre noir au goût. Incorporer la double crème et le fromage et remuer doucement jusqu'à ce que tout soit bien incorporé. Prendre plaisir!

3. Champignon végétalien

(Prêt en environ 15 minutes | Portions 3)

Par portion: 138 calories; 9,2 g de matières grasses; 7,1 g de glucides; 3,4 g de protéines; 1,8 g de fibres

Ingrédients

2 cuillères à soupe d'huile d'olive

1/2 échalote, coupée en dés

3 gousses d'ail hachées

12 onces de champignons bruns, tranchés finement

2 tasses de sauce tomate

Préparations

Dans une casserole à fond épais, chauffer l'huile jusqu'à ce qu'elle grésille. Faire sauter l'échalote pendant 2 à 3 minutes jusqu'à tendreté.

Ensuite, faites cuire l'ail et les champignons 1 à 2 minutes jusqu'à ce qu'ils soient juste tendre et parfumé.

Incorporer la sauce tomate et porter à ébullition; réduire le feu pour laisser mijoter, couvrir et poursuivre la cuisson environ 10 minutes. Goûtez et rectifiez les assaisonnements. Prendre plaisir!

4. Easy Insalata Caprese

(Prêt en environ 20 minutes | Portions 2)

Par portion: 187 calories; 13,3 g de matières grasses; 7,4 g de glucides; 9,5 g de protéines; 3,4 g de fibres

Ingrédients

1/2 lb de pointes d'asperges, parées

1 gousse d'ail pressée

1-2 gouttes de stévia liquide

1 tasse de tomates raisins coupées en deux

1/2 tasse de mozzarella, râpée

IPréparations

Mélangez vos asperges avec 1 cuillère à soupe d'huile et d'ail; arroser de frais jus de citron.

Cuire les pointes d'asperges sur le gril chaud jusqu'à ce qu'elles soient carbonisées.

Trancher les asperges en petits morceaux et les transférer dans un bol de service. Ajouter à stévia et tomates; mélanger pour bien combiner.

Garnir de mozzarella et servir à température ambiante.

5. Sauté de chou

(Prêt en environ 25 minutes | Portions 2)

Par portion: 168 calories; 13 g de matières grasses; 7g de glucides; 2,6 g de protéines; 4,1 g de fibres

Ingrédients

3/4 livre de chou vert, tranché

2 cuillères à soupe d'huile d'olive

1 échalote, hachée

1/2 tasse de bouillon de poulet

1 cuillère à café de pâte de gingembre et d'ail
Préparations
Dans un wok, chauffer l'huile d'olive jusqu'à ce qu'elle grésille; puis faire revenir la pâte de gingembre-ail jusqu'à ce que parfumé.
Ensuite, faites cuire l'échalote pendant 3 à 4 minutes. Versez le bouillon de poulet pour gratter les morceaux dorés qui collent au fond du pot.
Ajouter le chou avec le sel et le poivre. Continuez à cuisiner, couvert, pendant environ 16 minutes ou jusqu'à cuisson complète. Prendre plaisir!

6. Casserole d'aubergines au fromage avec chou frisé

(Prêt en environ 2 heures 45 minutes | Portions 6)
Par portion: 230 calories; 18,5 g de matières grasses; 6,7 g de glucides; 10,6 g de protéines; 2,4 g de fibres
Ingrédients
1 aubergine (3/4 livre), coupée en tranches de 1/2 pouce
14 onces de sauce pour pâtes à l'ail et aux tomates, sans sucre
1 1/2 tasse de fromage Gorgonzola, râpé
1/3 tasse de fromage à la crème
8 onces de feuilles de chou frisé, déchirées en morceaux
Préparations
Saupoudrer les tranches d'aubergine de gros sel et laisser reposer pendant 1 heure. Rincer les tranches d'aubergine et badigeonnez-les avec 2 cuillères à soupe d'huile d'olive
Faites cuire l'aubergine dans une poêle à griller pendant 4 à 5 minutes jusqu'à ce qu'elle soit dorée de chaque côté; réserve.
Placez les feuilles de chou frisé dans la poêle et faites cuire jusqu'à ce qu'elles soient fanées. Mélanger le fromage à la crème avec Fromage Gorgonzola.

Déposer les tranches d'aubergines grillées au fond d'une
cocotte légèrement graissée
plat. Garnir avec le chou frisé. Déposer la 1/2 du mélange de
fromage sur le dessus.
Versez la sauce tomate sur la couche de fromage. Garnir du
reste du fromage mélange. Cuire au four préchauffé à 360
degrés F pendant 30 à 35 minutes. Prendre plaisir!

7. Riz au chou-fleur au beurre et à l'ail

(Prêt en 10 minutes environ | Portions 4)

Par portion: 56 calories; 3,2 g de matières grasses; 6,1 g de
glucides; 2,3 g de protéines; 2,3 g de fibres

Ingrédients

1 cuillère à soupe de beurre
1 livre de fleurons de chou-fleur
1 cuillère à soupe de paprika fumé
Sel feuilleté, au goût
2 gousses d'ail émincées

Préparations

Dans une casserole, faites fondre le beurre à feu moyen.
Mélangez le chou-fleur dans votre mixeur ou robot culinaire
jusqu'à ce qu'il soit cassé vers le bas en morceaux de la taille
d'un riz.
Faites cuire le riz au chou-fleur dans du beurre chaud pendant 5
à 6 minutes. Incorporer le paprika, sel et ail, et continuez à
cuire 30 secondes de plus. Bon appétit!

8. Portobellos rôtis aux herbes

(Prêt en 45 minutes environ | Portions 2)

Par portion: 308 calories; 24,1 g de matières grasses; 6,1 g de glucides; 17,9 g de protéines; 2,8 g de fibres

Ingrédients

1 livre de champignons portobello blancs, nettoyés et tranchés

3 onces de fromage edam, râpé

2 cuillères à soupe de ghee, fondu

1 cuillère à soupe de coriandre fraîche, hachée

1 cuillère à soupe de mélange d'herbes méditerranéennes

Préparations

Badigeonner les champignons portobello avec le ghee fondu. Saupoudrer les champignons avec un mélange d'herbes méditerranéennes.

Rôtir au four préchauffé à 365 degrés F pendant environ 30 minutes ou jusqu'à ce que ils sont tendres.

Garnissez vos champignons avec le fromage edam et continuez à rôtir pendant 5 minutes de plus. Garnissez de coriandre fraîche et dégustez!

9. Soupe aux courgettes classique

(Prêt en environ 20 minutes | Portions 3)

Par portion: 58 calories; 3,3 g de matières grasses; 3,5 g de glucides; 2,3 g de protéines; 1,2 g de fibres

Ingrédients

2 cuillères à café d'huile d'olive extra vierge

1/2 livre de courgettes, pelées et coupées en dés

1/2 échalote, hachée

1/2 tasse de céleri, haché

2 tasses de bouillon de légumes

Préparations

Chauffer 1 cuillère à café d'huile d'olive dans une casserole à fond épais à feu moyen chaleur; faire sauter les courgettes environ 2 minutes et réserver.

Chauffer la cuillère à café restante d'huile d'olive jusqu'à ce qu'elle grésille; faire revenir l'échalote jusqu'à ramolli. Ajouter le céleri et le bouillon de légumes avec les courgettes réservées; amener à un ébullition. Faites mijoter le feu, laissez cuire, partiellement couvert, de 15 à 18 minutes. Goûtez et rectifiez les assaisonnements. Bon appétit!

10. Ragoût d'automne à la courge musquée

(Prêt en environ 35 minutes | Portions 4)

Par portion: 148 calories; 11,5 g de matières grasses; 6,8 g de glucides; 2,5 g de protéines; 2,3 g de fibres

Ingrédients

1 oignon espagnol, pelé et coupé en dés
1/2 livre de courge musquée, coupée en dés
1 branche de céleri, hachée
4 tasses de bébés épinards
4 cuillères à soupe de crème sure

Préparations

Chauffer 2 cuillères à soupe d'huile d'olive dans une marmite à feu moyen-vif. Faire sauter l'Oignon espagnol jusqu'à ce qu'il soit tendre et parfumé.

Incorporer la courge musquée et le céleri; verser 3 tasses d'eau ou de légumes bouillon.

Réduire la température à moyen-doux et poursuivre la cuisson de 25 à 30 minutes.

Incorporer les épinards, couvrir et laisser reposer dans la chaleur résiduelle jusqu'à ce que les épinards les feuilles flétrissent. Assaisonner avec du sel et du poivre noir au goût. Servir avec du froid aigre crème. Bon appétit!

11. Muffins aux courgettes et fromage romano

(Prêt en 40 minutes environ | Portions 4)

Par portion: 224 calories; 18 g de matières grasses; 3g de glucides; 13,4 g de protéines; 1,5 g de fibres

Ingrédients

1 courgette (1/2 livre), râpée

1 cuillère à café de sel de mer

1 tasse de fromage Romano, râpé

2 œufs battus

1/2 tasse de farine d'amande

Préparations

Mettre les courgettes et le sel dans un bol et laisser reposer 30 minutes; puis, presser à l'aide d'une étamine.

Ajouter le fromage, les œufs et la farine d'amande; remuer pour bien mélanger. Badigeonner un muffin casserole avec un enduit à cuisson. Versez le mélange dans la casserole.

Cuire au four préchauffé à 330 degrés F pendant 20 minutes.

Bon appétit!

12. Chou frisé braisé avec sauce au vin

(Prêt en 15 minutes environ | Portions 5)

Par portion: 130 calories; 10,5 g de matières grasses; 6,1 g de glucides; 3,7 g de protéines; 3g de fibres

Ingrédients

6 tasses de chou frisé, déchiré en morceaux

1 échalote, hachée

1/2 tasse de crème double

1/2 cuillère à café d'ail frais, émincé

2 cuillères à soupe de vin blanc sec

Préparations

Faites chauffer 2 cuillères à soupe d'huile d'olive dans une casserole à feu moyen. Faire sauter l'échalote jusqu'à ce qu'elle soit tendre et aromatique environ 4 minutes.
Incorporer les feuilles de chou frisé et poursuivre la cuisson 1 à 2 minutes ou jusqu'à ce que le chou frisé flétrisse complètement. Ajoutez l'ail et le vin. Poursuivre la cuisson pendant 2 minutes plus. Ajouter la crème double et réduire le feu pour laisser mijoter. Continuez à cuisiner, partiellement couvert, pendant 5 minutes supplémentaires ou jusqu'à ce que la sauce ait réduit légèrement. Servir chaud.

13. Choux de Bruxelles avec bacon et sauce Dijon

(Prêt en environ 15 minutes | Portions 3)

Par portion: 297 calories; 22,5 g de matières grasses; 6,3 g de glucides; 9,7 g de protéines; 3g de fibres

Ingrédients

12 choux de Bruxelles, parés et coupés en deux
6 onces de bacon fumé, coupé en dés
1/2 tasse de vin blanc sec
1 cuillère à café de moutarde de Dijon
1 cuillère à café d'herbes de Provence

Préparations

Dans une casserole, faites cuire le bacon 2 minutes.
Ajouter les choux de Bruxelles et les Herbes de Provence; continuer à cuisiner, ajouter vin périodiquement.
Cuire jusqu'à ce que les choux de Bruxelles soient tendres ou environ 10 minutes. Enfin, incorporer la moutarde de Dijon et retirer du feu. Prendre plaisir!

14. Chips de fromage aux fines herbes

(Prêt en environ 30 minutes | Portions 5)

Par portion: 119 calories; 9g de matières grasses; 0,7 g de glucides; 8,7 g de protéines; 0,2 g de fibres

Ingrédients

1/2 cuillère à café d'origan séché

1 cuillère à café de paprika

1/2 cuillère à café d'ail en poudre

1 cuillère à café d'aneth séché

6 onces de fromage provolone, râpé

Préparation

Commencez par préchauffer votre four à 390 degrés F.

Disposez le fromage râpé en petits tas sur un parchemin. rôtissoire tapissée.

Saupoudrez-les d'épices.

Cuire au four préchauffé pendant environ 10 minutes.

Placer sur une grille de refroidissement pendant environ 30 minutes.

Prendre plaisir!

15. Chili aux champignons Keto

(Prêt en environ 20 minutes | Portions 3)

Par portion: 159 calories; 11,3 g de matières grasses; 6g de glucides; 6,9 g de protéines; 1,3 g de fibres

Ingrédients

3 onces de bacon, coupé en dés

3/4 livre de champignons bruns, tranchés

2 gousses d'ail émincées

1 oignon brun, haché

3 cuillères à soupe de vin rouge sec

Préparations

Dans une marmite préchauffée, faire revenir le bacon jusqu'à ce qu'il soit croustillant ou environ 4 minutes; réserve.

Dans le jus de cuisson, faire revenir les champignons bruns, l'ail et l'oignon brun et jusqu'à ce qu'ils se soient ramollis. Versez le vin rouge et déglacez le pot avec un spatule large.

Ajoutez 1 cuillère à café de poudre de chili.
Réduisez le feu pour laisser mijoter; incorporer le reste des ingrédients et continuer cuire de 10 à 15 minutes ou jusqu'à ce que la sauce épaississe.
Garnir avec le bacon réservé et servir chaud.

16. Chou allemand authentique

(Prêt en environ 20 minutes | Portions 3)

Par portion: 243 calories; 22,2 g de matières grasses; 6,8 g de glucides; 6,5 g de protéines; 1,9 g de fibres

Ingrédients

4 onces de bacon, coupé en dés
1 oignon de taille moyenne, haché
2 gousses d'ail émincées
1 tasse de bouillon d'os de bœuf
1 livre de chou rouge, râpé

Préparations

Cuire le bacon dans une poêle préchauffée à feu moyen-vif; réserve.
Ensuite, faites cuire l'oignon dans la même poêle pendant environ 3 minutes ou jusqu'à ce qu'il soit tendre et aromatique.
Après cela, faites cuire l'ail jusqu'à ce qu'il soit parfumé pendant 30 secondes ou alors.
Ajouter le bouillon et le chou. Faire sauter encore 10 à 15 minutes. Garnir avec le bacon réservé et servir chaud.

17. Beignets de brocoli au fromage faciles

(Prêt en 15 minutes environ | Portions 5)

Par portion: 323 calories; 24,1 g de matières grasses; 5,9 g de glucides; 19,8 g de protéines; 2,4 g de fibres

Ingrédients
1 livre de fleurons de brocoli
1 tasse de fromage Romano, de préférence fraîchement râpé
3 oeufs
2 cuillères à soupe d'huile d'olive
5 onces de fromage suisse, tranché
Préparations
Mélangez le brocoli dans votre robot culinaire à intervalles de 1 seconde pour le hacher en «riz».
Mélanger les fleurons de brocoli avec le fromage Romano et les œufs; ajouter du sel et du noir poivre.
Avec les mains huilées, formez le mélange en boules et aplatissez-les légèrement.
Chauffer 2 cuillères à soupe d'huile d'olive dans une poêle à feu moyen-vif. Faites cuire 3 minutes, retournez-les et garnissez de fromage suisse. Laissez cuire l'autre côté pendant 3 minutes de plus ou jusqu'à ce que le fromage fonde.
Servir chaud et prendre plaisir!

18. Casserole d'aubergine et fromage de chèvre

(Prêt en environ 35 minutes | Portions 3)

Par portion: 477 calories; 41,4 g de matières grasses; 7,2 g de glucides; 18,4 g de protéines; 3,6 g de fibres
Ingrédients
2 poivrons, déveinés et coupés en quartiers
1 aubergine (1 livre), coupée en rondelles
1/2 tasse de crème sure
1 ½ tasse de fromage de chèvre
2 tomates mûres sur la vigne, tranchées
1 cuillère à café de mélange d'épices asiatiques
Préparations
Commencez par préchauffer votre four à 410 degrés F.Huilez légèrement un plat de cuisson avec spray antiadhésif.

Placez les poivrons et l'aubergine dans le plat de cuisson; placer les tomates en tranches en haut.

Versez 2 cuillères à soupe d'huile d'olive sur les légumes. Assaisonner avec un mélange d'épices asiatiques. Cuire au four préchauffé de 15 à 17 minutes. Faites tourner la casserole et continuez à cuire pendant 7 à 9 minutes supplémentaires. Garnir de crème sure et de fromage. Garnir de 2 cuillères à soupe d'oignons verts juste avant de servir, si désiré. Bon appétit!

19. Bateaux de céleri adaptés aux enfants

(Prêt en environ 35 minutes / Portions 2)

Par portion: 194 calories; 17,1 g de matières grasses; 7g de glucides; 2,5 g de protéines; 5g de fibres

Ingrédients

2 onces de fromage Gruyère

3 cuillères à soupe d'oignons verts émincés

1 cuillère à café de mélange d'herbes méditerranéennes

1 piment jalapeno, déveiné et émincé

3 branches de céleri, coupées en deux

Préparations

Dans un plat à mélanger, mélanger le gruyère, les oignons verts, les herbes et le piment jalapeno poivre; mélanger pour bien combiner.

Répartissez le mélange entre les branches de céleri. Ensuite, disposez-les sur une plaque à pâtisserie tapissée de papier sulfurisé. Rôtir au four préchauffé à 360 degrés F pendant 35 minutes ou jusqu'à cuisson complète.

20. Soupe à la crème de brocoli

(Prêt en environ 25 minutes | Portions 4)

Par portion: 323 calories; 28,2 g de matières grasses; 4,4 g de glucides; 13,4 g de protéines; 0,6 g de fibres

Ingrédients

1 brocoli (1 livre) de tête, brisé en fleurons

1/2 oignon blanc, haché finement

1 côte de céleri, hachée

1/2 tasse de crème double

1 ½ tasse de fromage Monterey Jack, râpé

Préparations

Chauffer 3 cuillères à soupe d'huile d'olive dans une casserole à fond épais à feu moyen-vif chaleur. Faire revenir le brocoli, l'oignon et la côte de céleri jusqu'à ce qu'ils soient ramollis. Versez 4 tasses d'eau ou de bouillon de légumes et portez à ébullition. Diminuez le chauffer à moyen-doux. Continuez à cuire pendant 15 minutes ou jusqu'à ce que le brocoli soit bien cuit. Incorporez la crème; chauffer.

Répartir la soupe dans quatre ramequins; dessus chacun ramequin au fromage Monterey Jack.

Placer sous le gril préchauffé pendant 5 à 6 minutes.

Bon appétit!

21. Rondelles d'aubergines cuites au four

(Prêt en 40 minutes environ | Portions 6)

Par portion: 91 calories; 4,8 g de matières grasses; 5,3 g de glucides; 5,3 g de protéines; 2,9 g de fibres

Ingrédients

1 livre d'aubergine, pelée et tranchée

1 ½ tasse de sauce marinara

2 cuillères à soupe de feuilles de basilic frais, coupées

1 tasse de fromage mozzarella

2 cuillères à café de mélange d'assaisonnement italien
Préparations
Préchauffez votre four à 370 degrés F.Enrobez une plaque à pâtisserie d'un morceau de parchemin.
Mélangez les rondelles d'aubergines avec le mélange d'assaisonnement italien et placez-les sur la plaque de cuisson.
Cuire au four pendant 25 minutes, en les retournant à micuisson. Garnir de sauce marinara et de fromage mozzarella. Continuez à cuire pendant 7 minutes supplémentaires jusqu'à ce que la mozzarella soit chaude et bouillonnante. Garnir de frais feuilles de basilic et dégustez!

22. Guacamole mexicain avec Queso Fresco

(Prêt en environ 5 minutes | Portions 4)
Par portion: 188 calories; 16 g de matières grasses; 6,9 g de glucides; 3,6 g de protéines; 4,2 g de fibres
Ingrédients
1 cuillère à soupe d'huile d'olive extra vierge
2 avocats mûrs, pelés, dénoyautés et coupés en dés
1 poivron poblano, haché
2 tomates coupées en dés
1/4 tasse de queso fresco, émietté
Préparations
Mélanger l'huile, les avocats, le poivre poblano et les tomates dans un bol de service.
Ajouter 1 cuillère à soupe d'huile d'olive et de jus de citron vert et mélanger pour combiner.
Assaisonner avec du sel et du poivre noir au goût.
Garnir de queso fresco émietté et servir immédiatement!

23. Poivrons rôtis italiens avec fromage

(Prêt en environ 20 minutes | Portions 4)

Par portion: 214 calories; 15,1 g de matières grasses; 6,7 g de glucides; 13,5 g de protéines; 2g de fibres

Ingrédients

4 poivrons italiens, déveinés et coupés en deux

2 cuillères à café d'huile d'olive

1/4 cuillère à café de flocons de piment rouge

Sat et poivre noir, au goût

8 onces de fromage mozzarella

Préparations

Arrosez vos poivrons d'huile d'olive. Assaisonner les poivrons avec du poivron rouge, du sel, et poivre noir.

Garnir les poivrons de fromage mozzarella.

Cuire au four environ 13 minutes jusqu'à ce que les poivrons soient tendres et cloqués. Prendre plaisir!

24. Avocat au Parmigiano-Reggiano

(Prêt en environ 15 minutes | Portions 6)

Par portion: 196 calories; 18,8 g de matières grasses; 6,5 g de glucides; 2,7 g de protéines; 4,6 g de fibres

Ingrédients

3 cuillères à soupe d'huile d'olive extra vierge

3 avocats, dénoyautés

6 cuillères à soupe de Parmigiano-Reggiano râpé

1/2 cuillère à café de sel de l'Himalaya

1/2 cuillère à café de flocons de piment rouge, écrasés

Préparations

Coupez les avocats en deux. À l'aide d'un couteau bien aiguisé, découpez un motif entrecroisé 3/4 de la longueur sur chaque moitié d'avocat.

Assaisonnez-les de sel de l'Himalaya et de poivron rouge.
Badigeonner d'huile d'olive et garnir de fromage Parmigiano-
Reggiano.
Transférez vos avocats dans une rôtissoire et placez-les sous le
griller pendant 4 à 5 minutes ou jusqu'à ce qu'il soit chaud et
bouillonnant.
Bon appétit!

25. Bateaux de fête romaine

(Prêt en environ 15 minutes | Portions 4)

Par portion: 230 calories; 18,1 g de matières grasses; 5,6 g de
glucides; 10,2 g de protéines; 2,1 g de fibres

Ingrédients

1 tête de laitue romaine, séparée en feuilles
1/2 livre de saucisse de porc, tranchée
1/2 tasse de purée de tomates
1 poivron vert, déveiné et haché
2 oignons verts, hachés

Préparations

Dans une poêle préchauffée, cuire la saucisse de porc de 3 à 4
minutes, en cassant à part avec une fourchette.
Ajouter le poivron et continuer à faire sauter encore 2 minutes.
Incorporer la purée de tomates. Assaisonner de sel et de poivre
noir et continuer à cuire encore 2 à 3 minutes.
Placez les bateaux à laitue sur un plat de service. Répartir le
mélange de saucisses entre les bateaux de laitue. Garnir
d'oignons verts juste avant de servir.
Bon appétit!

26. Shakshuka de style moyen-oriental

(Prêt en environ 35 minutes | Portions 6)

Par portion: 439 calories; 45 g de matières grasses; 5,5 g de glucides; 6,5 g de protéines; 1g de fibres

Ingrédients

6 oeufs

3 poivrons, tranchés

1 courgette de grande taille, tranchée

3 tomates, tranchées

1 échalote, tranchée

Préparations

Préchauffez votre four à 390 degrés F. Spritz sur les côtés et le fond d'une cuisson casserole avec un spray antiadhésif.

Placer les légumes dans la casserole préparée et couvrir d'un morceau de papier d'aluminium. Verser dans 1 tasse d'eau ou de bouillon de légumes. Assaisonner avec Baharat si désiré. Transférer au four préchauffé et cuire au four de 20 à 25 minutes.

Créez six empreintes avec une cuillère et casser l'œuf directement dedans. Cuire jusqu'à ce que les blancs d'œufs soient d'un blanc opaque et les jaunes un peu tendres. Prendre plaisir!

27. Poivrons italiens à la mozzarella di Bufala

(Prêt en environ 20 minutes | Portions 5)

Par portion: 183 calories; 13,1 g de matières grasses; 7g de glucides; 5,4 g de protéines; 1,9 g de fibres

Ingrédients

4 cuillères à soupe d'huile de canola

1 cuillère à café de mélange d'assaisonnement italien

1 1/3 livre de poivrons italiens, déveinés et tranchés

2 boules de mozzarella de bufflonne, égouttées et coupées en deux

1 oignon jaune, tranché

Préparations

Faites chauffer l'huile de canola jusqu'à ce qu'elle grésille. Une fois chaud, faire revenir les poivrons et les oignons jusqu'à ce qu'ils soient tendres et parfumés.

Ajouter un peu d'eau pour déglacer la poêle avec le mélange d'assaisonnement italien; cuire encore 10 minutes en remuant continuellement.

Garnir de fromage et servir. Bon appétit!

28. Salade d'asperges rôties

(Prêt en environ 20 minutes | Portions 5)

Par portion: 179 calories; 11,5 g de matières grasses; 7,7 g de glucides; 3,5 g de protéines; 2,4 g de fibres

Ingrédients

2 cuillères à soupe d'huile d'olive

14 onces de pointes d'asperges, parées

1 tasse de tomates cerises, coupées en deux

3 cuillères à soupe de crème sure

5 cuillères à soupe de mayonnaise

Préparations

Mélanger les asperges avec l'huile d'olive et le mélange d'assaisonnement italien. Transférer vers un lèchefrite et rôtir à 420 degrés F pendant environ 15 minutes jusqu'à ce qu'elle soit croustillante. tendre et légèrement carbonisé.

Dans un plat à mélanger, mélanger la crème sure et la mayonnaise. Mélanger les asperges avec ce mélange et garnir de tomates cerises. Bon appétit!

29. Salade à la grecque

(Prêt en environ 20 minutes | Portions 4)

Par portion: 175 calories; 14,7 g de matières grasses; 6,1 g de glucides; 6,5 g de protéines; 1,8 g de fibres

Ingrédients

4 cuillères à soupe d'huile d'olive extra vierge

1/2 tasse d'olives Kalamata, dénoyautées et tranchées

1/2 livre de courgettes, tranchées

1/2 livre de tomates, tranchées

4 onces de fromage feta, coupé en cubes

Préparations

**Commencez par préchauffer votre four à 365 degrés F.
Mélanger les tranches de courgettes et les tomates avec de l'huile d'olive extra vierge; les mettre dans une rôtissoire.
Cuire au four préchauffé pendant environ 7 minutes.
Ajouter les olives et servir garni de fromage feta.
Prendre plaisir!**

30. Aubergine épicée à la sriracha

(Prêt en environ 20 minutes | Portions 2)

Par portion: 102 calories; 7 g de matières grasses; 8g de glucides; 1,6 g de protéines; 4,7 g de fibres

Ingrédients

1 aubergine de grande taille, coupée en tranches dans le sens de la longueur

1/2 cuillère à café de sauce Sriracha

1 cuillère à soupe d'huile d'olive

1 cuillère à café de vinaigre balsamique

1/4 tasse de ciboulette fraîche, hachée

Préparations

Mélangez votre aubergine avec du sel et du poivre noir et transférez-la dans un papier d'aluminium plaque de cuisson.

Rôtir au four préchauffé à 410 degrés F pendant 13 à 15
minutes.
En attendant, mélangez la sauce Sriracha, l'huile d'olive et le
vinaigre balsamique.
Versez le mélange sur les tranches d'aubergine.
Placer sous le gril préchauffé pendant environ 4 minutes.
Garnir de frais ciboulette et savourer.

31. Asperges à la toscane

(Prêt en 10 minutes environ | Portions 2)
Par portion: 193 calories; 14,1 g de matières grasses; 5,6 g de
glucides; 11,5 g de protéines; 2,4 g de fibres
Ingrédients
1/2 lb de pointes d'asperges, parées, coupées en bouchées
1/2 cuillère à soupe de jus de citron
1 cuillère à soupe d'huile d'olive extra vierge
1 cuillère à café de mélange d'épices italiennes
4 cuillères à soupe de fromage Romano, fraîchement râpé
Préparations
Faire bouillir les asperges dans une casserole d'eau légèrement
salée pendant 3 à 4 minutes. Drainer et placer dans un bol.
Mélangez vos asperges avec du jus de citron, de l'huile d'olive
extra vierge et des épices italiennes mélangés.
Garnir de fromage Romano et servir!

32. Tajine marocain facile

(Prêt en environ 50 minutes | Portions 4)
Par portion: 155 calories; 12,9 g de matières grasses; 3,5 g de
glucides; 7,6 g de protéines; 0,8 g de fibres
Ingrédients

2 cuillères à soupe de poireaux, tranchés

2 tasses de courgettes, tranchées finement

1/2 tasse de fromage cheddar, râpé

1/4 tasse de crème épaisse

1 cuillère à soupe de mélange d'épices marocain

Préparations

Badigeonner les parois et le fond d'un plat allant au four avec 1 cuillère à soupe de beurre.

Placer 1 tasse de tranches de courgettes au fond du plat de cuisson; ajouter 1 cuillère à soupe de poireaux; saupoudrer de mélange d'épices marocain. Garnir de 1/4 tasse de Fromage cheddar.

Répétez les couches de courgettes et de poireaux.

Dans un bol à mélanger, bien mélanger le fromage cheddar et la crème épaisse.

Versez le mélange sur la couche de légumes.

Cuire au four préchauffé à 370 degrés F environ 45 minutes jusqu'à ce que le dessus est bien doré.

Bon appétit!

33. Poivrons farcis au chorizo et à la ricotta

(Prêt en environ 25 minutes | Portions 4)

Par portion: 340 calories; 27,2 g de matières grasses; 5,2 g de glucides; 14,7 g de protéines; 1,5 g de fibres

Ingrédients

4 poivrons rouges, déveinés et coupés en deux

1 oignon espagnol, haché

1 tomate mûre, hachée

4 onces de fromage Ricotta

8 onces de saucisse chorizo, coupée en petits morceaux

Préparations

Dans une casserole, faites chauffer 1 cuillère à soupe d'huile d'olive à feu moyen. Faire sauter l'Oignon espagnol jusqu'à tendreté et translucide.

Ajoutez un peu de vin espagnol pour déglacer la poêle.

Incorporer la saucisse chorizo, tomate et fromage Ricotta.

Faites chauffer les poivrons au micro-ondes pendant environ 7 minutes ou jusqu'à ce qu'ils soient ramollis.

Farcir les poivrons avec la garniture préparée et les placer dans un plat légèrement huilé plat de cuisson.

Assaisonner avec du sel et du poivre noir.

Versez 2 tasses de bouillon autour des poivrons.

Cuire au four préchauffé à 430 degrés F pendant 13 à 15 minutes. Servir tiède ou à température ambiante. Prendre plaisir!

34. Japonais Tamago Gohan

(Prêt en environ 15 minutes | Portions 3)

Par portion: 131 calories; 8,9 g de matières grasses; 6,2 g de glucides; 7,2 g de protéines; 1,8 g de fibres

Ingrédients

1 cuillère à soupe d'huile de sésame

1/2 livre de chou-fleur frais

3 oeufs

1/2 tasse de poireaux, hachés

1 ail pressé

Préparations

Mélangez le chou-fleur dans votre mixeur ou robot culinaire jusqu'à ce qu'il soit cassé vers le bas en morceaux de la taille d'un riz.

Dans une casserole, chauffer l'huile de sésame à feu moyen-vif; faire sauter les poireaux et l'ail jusqu'à ce qu'il soit juste tendre et parfumé pendant 2 minutes.

Ajouter le riz au chou-fleur dans la casserole; ajouter le mélange japonais aux 7 épices si désiré si désiré.

Continuez à cuire, en remuant périodiquement, jusqu'à ce que le
le chou-fleur est juste tendre, environ 6 minutes.
Remuez les œufs dans la casserole et continuez à cuire encore
3 minutes.
Servir chaud.

35. Morue aux feuilles de moutarde

(Prêt en environ 20 minutes | Portions 2)

Par portion: 171 calories; 7,8 g de matières grasses; 4,8 g de
glucides; 20,3 g Protéine; 1,6 g de fibres

Ingrédients

1 cuillère à soupe d'huile d'olive
2 tiges d'oignons verts, tranchés
1 poivron, épépiné et tranché
2 filets de morue
1 tasse de feuilles de moutarde, coupées en petits morceaux

Préparation

Faites chauffer l'huile dans une casserole à feu moyen.
Ensuite, faire sauter les oignons verts et les poivrons pendant
environ 4 minutes jusqu'à ce qu'ils se sont adoucis.
Versez 1/2 tasse de bouillon de légumes.
Ajouter les filets de poisson le long avec sel et poivre au
goût. Incorporer les feuilles de moutarde.
Faites mijoter la température, couvrez et continuez à cuire
environ 12 minutes ou jusqu'à cuisson complète. Bon appétit!

36. Salade de courgettes facile

(Prêt en 10 minutes environ | Portions 3)

Par portion: 96 calories; 9,4 g de matières grasses; 2,8 g de
glucides; 0,7 g de protéines; 0,4 g de fibres

Ingrédients

2 cuillères à soupe d'huile d'olive extra vierge
1 courgette, râpée

1 cuillère à café de moutarde de Dijon
1 poivron jaune, tranché
1 oignon rouge, tranché finement
Préparations
Mélangez tous les ingrédients dans un saladier. Assaisonner avec le sel et le noir Poivre à goûter. Laissez reposer dans votre réfrigérateur pendant environ 1 heure avant de servir. Bon appétit!

37. Casserole de brocoli petit-déjeuner au fromage

(Prêt en 40 minutes environ | Portions 4)

Par portion: 188 calories; 11,3 g de matières grasses; 5,7 g de glucides; 14,9 g de protéines; 1,1 g de fibres

Ingrédients
1 brocoli (1/2 livre) de tête, brisé en fleurons
1 tasse de jambon cuit, haché
1/2 tasse de yogourt à la grecque
1 tasse de fromage mexicain, râpé
1/2 cuillère à café de beurre fondu

Préparations
Commencez par préchauffer un four à 350 degrés F.Maintenant, beurrez le fond et les côtés d'une cocotte avec du beurre fondu.
Cuire le brocoli de 6 à 7 minutes jusqu'à ce qu'il soit «mashable». Écraser le brocoli avec un presse-purée.
Maintenant, ajoutez le yogourt à la grecque, le fromage mexicain et le jambon cuit. Saison avec un mélange d'épices mexicain, si désiré.
Presser le mélange fromage / brocoli dans la cocotte beurrée. Cuire au four four préchauffé pendant 20 à 23 minutes.
Servez et dégustez!

38. Soupe grecque Avgolemono

Par portion: 86 calories; 6,1 g de matières grasses; 6g de glucides; 2,8 g de protéines; 2,4 g de fibres

Ingrédients

1 livre de bulbes de fenouil, tranchés

1 branche de céleri, hachée

1 cuillère à soupe de jus de citron fraîchement pressé

2 oeufs

5 tasses de bouillon de poulet

Préparations

Faites chauffer 2 cuillères à soupe d'huile d'olive dans une marmite à feu moyen-vif. Faire sauter le fenouil et le céleri jusqu'à ce qu'ils soient tendres mais non dorés, environ 7 minutes.

Ajouter le mélange d'assaisonnement méditerranéen et continuer à faire sauter jusqu'à ce qu'ils soient parfumé.

Ajouter le bouillon de poulet et porter à ébullition rapide. Réglez la température sur faible à moyen; laissez mijoter pendant 10 à 13 minutes.

Réduisez votre soupe en purée à l'aide d'un robot culinaire ou d'un mélangeur à immersion.

Fouettez bien les œufs et le jus de citron jusqu'à ce qu'ils soient bien mélangés; verser 2 tasses de la soupe chaude dans le mélange d'œufs, en fouettant continuellement.

Remettez le mélange dans la casserole; poursuivre la cuisson 2 à 3 minutes de plus jusqu'à cuit à travers.

Versez dans des bols individuels et dégustez!

39. Italien Zuppa Di Pomodoro

(Prêt en environ 35 minutes | Portions 4)

Par portion: 104 calories; 7,2 g de matières grasses; 6,2 g de glucides; 2,6 g de protéines; 3,1 g de fibres

Ingrédients

1/2 tasse d'oignons verts, hachés

1 ½ livre de tomates Roma, coupées en dés

2 tasses de Brodo di Pollo (bouillon italien)

2 cuillères à soupe de concentré de tomate

2 tasses de feuilles de moutarde, déchirées en morceaux

Préparations

Chauffer 2 cuillères à café d'huile d'olive dans une grande casserole à feu moyen-vif. Faire sauter les oignons verts pendant 2 à 3 minutes jusqu'à ce qu'ils soient tendres.

Ajouter les tomates Roma, le bouillon italien et la pâte de tomates et porter à ébullition.

Réduire la température à moyen-doux et continuer à mijoter, partiellement couvert, pendant environ 25 minutes.

Réduisez la soupe en purée avec un mélangeur à immersion et remettez-la dans la casserole. Ajouter dans les feuilles de moutarde et continuer à cuire jusqu'à ce que les feuilles se fanent.

Goûtez, rectifiez les assaisonnements et servez immédiatement.

40. Croquets de courgettes faciles

(Prêt en 40 minutes environ | Portions 6)

Par portion: 111 calories; 8,9 g de matières grasses; 3,2 g de glucides; 5,8 g de protéines; 1g de fibres

Ingrédients

1 oeuf

1/2 tasse de farine d'amande

1 livre de courgettes, râpées et égouttées

1/2 tasse de fromage de chèvre émietté

2 cuillères à soupe d'huile d'olive

Préparations

Mélanger l'œuf, le lait d'amande, les courgettes et le fromage
dans un bol à mélanger.
Réfrigérez le mélange pendant 20 à 30 minutes.
Chauffer l'huile dans une poêle à feu moyen-vif. Ramassez le tas
cuillères à soupe du mélange dans l'huile chaude.
Cuire environ 4 minutes de chaque côté; faire cuire par lots.
Servir chaud.

CONVERSIONS DE MESURE

équivalents de volume (liquide)

STANDARD	US STANDARD (OUNCES)
	METRIC (APPROXIMATE)
2 cuillères à soupe	1 fl. oz.
30 ml	
¼ tasse	2 fl. oz.
60 ml	
½ tasse	4 fl. oz.
120 ml	
1 tasse	8 fl. oz.
240 ml	
1½ tasses	12 fl. oz.
355 ml	
2 tasses ou 1 pinte	16 fl. oz.
475 ml	
4 tasses ou 1 pinte	32 fl. oz.
1 L	
1 gallon	128 fl. oz.

4 L

Équivalents de volume (sec)

LA NORME	(APPROXIMATIF)	MÉTRIQUE
⅛ cuillère à café		0,5 ml
¼ cuillère à café		1 ml
½ cuillère à café		2 ml
¾ cuillère à café		4 ml
1 cuillère à café		5 ml
1 cuillère à soupe		15 ml
¼ tasse		59 mL
1/3 tasse		79 mL
½ tasse		118 mL

2/3 tasse	156 mL
¾ tasse	177 mL
1 tasse	235 ml
2 tasses ou 1 pinte	475 mL
3 tasses	700 ml
4 tasses ou 1 litre	1 L

Températures du four

FAHRENHEIT (F)	(APPROXIMATIF)	CELSIUS (C)
250 °		120 °
300 °		150 °
325 °		165 °
350 °		180 °
375 °		190 °
400 °		200 °

425 °   220 °

450 °   230 °

Haricots et céréales (Gratuit)

83. Haricots roses avec pancetta et tomates

INGRÉDIENTS pour 4 portions

1 tasse de haricots roses, trempés
1 tasse de tomates, hachées
4 tranches de pancetta, coupées en dés
½ cuillère à café de romarin
½ cuillère à café de thym
Sel et poivre noir au goût

MODE D'EMPLOI et durée totale : env. 40 minutes

Réglez la casserole sur Sauté et faites cuire la pancetta jusqu'à ce qu'elle soit croustillante, environ 5 minutes ; mettre de côté. Ajouter les tomates, le thym et le romarin et cuire 2 minutes. Incorporer le reste des ingrédients, verser 4 tasses d'eau et fermez le couvercle. Faites cuire pendant 30 minutes sur manuel à haute. Lorsque vous êtes prêt, effectuez une libération rapide.
Incorporer la pancetta et servir.

84. Soupe aux haricots avec du porc et des légumes

INGRÉDIENTS pour 5 portions

1 lb de filet de porc maigre, coupé en cubes
3 cuillères à soupe d'huile d'olive
5 tasses de bouillon de poulet
1 boîte (15 oz) de haricots rouges
1 tasse de poivrons rouges, coupés en dés
1 carotte, hachée
3 tasses de chou, tranché
1 oignon, haché
1 boîte (14 oz) de tomates en dés
Sel et poivre noir au goût
½ tasse de crème sure
1 cuillère à café de thym séché
2 cuillères à café de graines de carvi
2 gousses d'ail émincées

MODE D'EMPLOI et durée totale : env. 50 minutes

Réglez votre Instant Pot sur Sauté et faites chauffer l'huile d'olive. Ajouter
l'oignon, le porc, les poivrons, les carottes, l'ail, le thym, les graines de carvi, le
sel et le poivre noir et cuire pendant 5 à 6 minutes en remuant souvent. Verser le
bouillon, les tomates, le chou et les haricots rouges. Scellez le couvercle,
sélectionnez Manuel à haut, et cuire 15 minutes. Lorsque vous êtes prêt, relâchez
la pression naturellement pendant 10 minutes. Servir chaud
Bols de service avec une cuillerée de crème sure sur le dessus.

85.Ragoût aux deux haricots et pois chiches

INGRÉDIENTS pour 6 portions

½ tasse de haricots Anasazi, trempés
½ tasse de pois chiches
½ tasse de haricots rouges, trempés
2 poivrons, hachés
2 cuillères à soupe d'huile d'olive
2 oignons, hachés

2 carottes, hachées
1 boîte (14 oz) de tomates coupées en dés
1 cuillère à soupe de pâte d'ail
1 cuillère à soupe de thym
Sel et poivre noir au goût
1 avocat, tranché pour servir

MODE D'EMPLOI et durée totale : env. 40 minutes

Faire chauffer l'huile d'olive sur Sauté et cuire les oignons, la pâte d'ail, les poivrons et les carottes pendant 5 minutes jusqu'à ce que vous soumissionniez. Versez les haricots, les tomates, les pois chiches et 4 tasses d'eau. Assaisonner avec du sel, du poivre et thym. Sceller le couvercle, sélectionner Manuel et cuire 30 minutes à puissance élevée. Une fois prêt, faites un rapide libération de pression.
Servir garni de tranches d'avocat.

86 Ragoût de haricots de lima et d'épinards

INGRÉDIENTS pour 6 portions

2 tasses de haricots de Lima, trempés
2 tasses d'épinards
2 tasses de bouillon de légumes
2 gousses d'ail émincées
2 cuillères à soupe d'huile d'olive
2 échalotes, hachées
1 boîte (14 oz) de tomates coupées en dés
2 brins de romarin, hachés
Sel et poivre noir au goût

MODE D'EMPLOI et durée totale : env. 40 minutes

Placez les haricots de Lima dans la casserole et versez 4 tasses d'eau. Scellez le couvercle, sélectionnez Manuel et faites cuire pendant 5 minutes en haut. Faites un relâchement rapide de la pression. Égouttez et rincez les haricots sous l'eau froide.

Jeter le liquide de cuisson et réserver. Faire revenir l'huile chaude et faire cuire les échalotes et l'ail pendant 3 minutes. Ajouter les tomates, le bouillon et les haricots ; assaisonner selon l'envie. Scellez le couvercle et réglez sur High. Cuisinier pendant 10 minutes. Relâchez rapidement la pression. Incorporer les épinards et le romarin et cuire jusqu'à ce que les épinards se flétrit sur Sauté, pendant 5 minutes. Servir.

87 Ragoût de haricots noirs et quinoa

INGRÉDIENTS pour 5 portions

2 poivrons rouges, hachés
3 tasses de bouillon de légumes
1 tasse de chou frisé, haché
1 tasse de quinoa
½ tasse de céleri, haché
½ cuillère à café de poudre de chili
Sel et poivre noir au goût
1 oignon, coupé en dés
2 gousses d'ail émincées
1 tasse de haricots noirs en conserve
3 cuillères à soupe d'huile d'olive
Ciboulette hachée pour la garniture

MODE D'EMPLOI et durée totale : env. 35 minutes

Mettre sur Sauté et chauffer l'huile d'olive. Ajouter les oignons, les poivrons, le céleri et l'ail et cuire pour 4 minutes. Ajouter le quinoa, la poudre de chili, les haricots noirs et bien mélanger. Scellez le couvercle, sélectionnez Manuel à haute, et cuire pendant 7 minutes. Lorsque vous êtes prêt, relâchez la pression naturellement pendant 10 minutes. Incorporer le chou frisé et cuire 5 minutes sur Sauté. Assaisonner de sel et de poivre et verser dans des boules.
Servir avec de la ciboulette fraîchement hachée.

88.Tartinade aux haricots et shiitake pour enfants

INGRÉDIENTS pour 6 portions

2 tasses de haricots rouges, trempés
1 tasse de champignons shiitake
1 tasse d'oignons rouges, hachés
1 ½ cuillère à café de poivre de Cayenne
1 cuillère à soupe de beurre
1 cuillère à café de romarin
½ cuillère à café de cumin
Sel et poivre noir au goût

MODE D'EMPLOI et durée totale : env. 40 minutes

Faire fondre le beurre sur Sauté dans votre IP. Cuire les oignons pendant 3 minutes jusqu'à ce qu'ils soient tendres. Trancher les champignons, ajouter à la casserole et cuire 3 minutes de plus jusqu'à tendreté. Incorporer les ingrédients restants et verser 5 tasses d'eau. Sceller le couvercle et cuire en mode manuel pendant 25 minutes à puissance élevée. Lorsque vous êtes prêt, faites une rapide Libération de pression. Égoutter et transférer dans un robot culinaire. Mélanger jusqu'à consistance lisse. Servir.

89.Bœuf en pot aux haricots

INGRÉDIENTS pour 4 portions

2 tasses de haricots rouges en conserve
½ lb de bœuf haché mélangé

¼ tasse de fromage Colby, râpé
1 cuillère à café d'ail émincé
1 oignon vert, haché
2 cuillères à soupe d'huile d'olive
Sel et poivre noir au goût
3 tasses de bouillon de poulet

MODE D'EMPLOI et durée totale : env. 25 minutes

Faire chauffer l'huile sur Sauté, ajouter l'oignon vert et l'ail et cuire 2
minutes. Ajouter le bœuf et cuire pour 6 minutes, en remuant souvent. Incorporer
les haricots et le bouillon. Sceller le couvercle et cuire 10 minutes en mode
manuel en haut. Faites un relâchement rapide de la pression.
Servir chaud, garni de fromage Colby.

90. Sarrasin aux champignons et au fromage

INGRÉDIENTS pour 4 portions

2 tasses de bouillon de poulet
1 tasse de sarrasin
½ tasse de Pecorino Romano, râpé
1 lb de champignons, tranchés
1 oignon, haché
2 cuillères à soupe d'huile d'olive
2 cuillères à soupe de sauge
1 cuillère à café d'ail émincé
Sel et poivre noir au goût
2 cuillères à soupe de persil

MODE D'EMPLOI et durée totale : env. 40 minutes

Faire chauffer l'huile sur Sauté. Ajouter les champignons, l'oignon et l'ail et cuire 5 minutes. Incorporer

Sarrasin et sauge, pendant 1 minute de plus. Verser le bouillon de poulet, le sel et le poivre. Scellez le couvercle et cuire 8 minutes en mode manuel à haute. Faites un relâchement naturel de la pression pendant 10 minutes. Incorporer Fromage pecorino et persil et servir.

91.Garbanzo Haricots & Ragoût de Légumes Mixtes

INGRÉDIENTS pour 6 portions

4 carottes, pelées et hachées
1 boîte (16 oz) de pois chiches
1 courgette coupée en cubes
¼ cuillère à café de flocons de piment rouge
½ cuillère à café de cumin en poudre
Sel et poivre noir au goût
2 tasses de bouillon de légumes
1 boîte (14 oz) de tomates coupées en dés
2 gousses d'ail émincées
1 tasse d'oignons, coupés en dés
2 navets, coupés en cubes
2 cuillères à soupe de persil

MODE D'EMPLOI et durée totale : env. 26 minutes

Dans l'Instant Pot, ajoutez les tomates, l'ail, les oignons, les navets, les carottes, le sel, le poivre, les flocons de piment rouge, et le bouillon et remuer pour combiner. Fermez le couvercle, sélectionnez Manuel à haute et faites cuire pendant 6 minutes. Quand on fait, faites une libération rapide. Incorporer les pois chiches et les courgettes et cuire le ragoût pendant 10 minutes sur Sauté. Saupoudrer de persil pour servir.

92.Grana Padano avec jambon et œufs

INGRÉDIENTS pour 6 portions

1 tasse de gruau à cuisson rapide
1 tasse de Grana Padano râpé
10 oz de jambon cuit, coupé en dés
2 œufs battus
3 cuillères à soupe de beurre
1 échalote, hachée
1 cuillère à café de paprika
Sel et poivre noir au goût

MODE D'EMPLOI et durée totale : env. 30 minutes

Faire fondre le beurre et saisir le jambon sur Sauté. Incorporer les échalotes et les épices et cuire 2 minutes. Ajouter à gruau et versez 3 tasses d'eau. Sceller le couvercle et cuire 13 minutes en mode manuel à haute. Fait un relâchement rapide de la pression. Incorporer le fromage Grana Padano et les œufs pendant 4 minutes sur Sauté.

93.Picante Trempette aux haricots rouges et au maïs

INGRÉDIENTS pour 6 portions

1 tasse de grains de maïs frais
1 tasse de haricots rouges, trempés
1 tasse d'oignons, hachés finement
½ cuillère à café de graines de céleri
2 cuillères à soupe d'huile végétale
Sel et poivre noir au goût
½ cuillère à café de cumin
1 tasse de sauce piquante douce
1 gousse d'ail écrasée
2 cuillères à soupe de persil

MODE D'EMPLOI et durée totale : env. 35 minutes

Faire chauffer l'huile sur Sauté, ajouter les oignons, l'ail, les graines de céleri, le cumin, le sel et le poivre et cuire pendant 3 minutes. Versez 3 tasses d'eau et les grains de maïs. Scellez le couvercle, sélectionnez Manuel et faites cuire pendant 30 minutes en haut. Une fois la cuisson terminée, relâchez rapidement la pression. Transfert vers un aliment, mélanger et mélanger jusqu'à consistance lisse. Incorporer la sauce piquante et servir garni de persil.

94 Haricots pinto au cari

INGRÉDIENTS pour 4 portions

1 tasse de haricots pinto, trempés
2 tomates, hachées
1 oignon, haché
1 cuillère à soupe de curry en poudre
2 cuillères à soupe d'huile d'olive
2 gousses d'ail émincées
½ cuillère à café de cumin
1 cuillère à café de paprika
2 cuillères à soupe de thym, haché
Sel et poivre noir au goût

MODE D'EMPLOI et durée totale : env. 45 minutes

Placez les haricots pinto, le sel, le poivre et 1 cuillère à soupe d'huile dans votre IP. Couvrir d'eau et sceller le couvercle. Cuisinier pendant 30 minutes sur Manual at High. Lorsque vous êtes prêt, relâchez rapidement la pression. Incorporer le reste Ingrédients. Cuire encore 5 minutes sur Sauté. Saupoudrer de thym pour servir.

95 Trempette aux haricots maison

INGRÉDIENTS pour 6 portions

¼ tasse de piment serrano, haché
1 tasse de haricots rouges, trempés
1 oignon doux, haché
2 tomates mûres, hachées
1 cuillère à soupe de coriandre hachée
2 cuillères à soupe d'huile d'olive
1 cuillère à soupe de jus de citron vert
Sel et poivre noir au goût
Craquelins pita à servir
3 tasses d'eau

MODE D'EMPLOI et durée totale : env. 40 minutes

Ajoutez des haricots et de l'eau dans votre IP. Fermez le couvercle et sélectionnez Manuel pendant 30 minutes à High. Une fois que prêt, faites un relâchement rapide de la pression. Transférer dans un bol et ajouter le reste des ingrédients. Mélange le mélange avec un mélangeur à immersion jusqu'à obtenir une consistance lisse et servir avec des craquelins pita.

96.Miel Quinoa aux Noix

INGRÉDIENTS pour 4 portions

1 tasse de quinoa
2 cuillères à soupe de noix, hachées
½ cuillère à café de clous de girofle
½ cuillère à café de cannelle
¼ cuillère à café de muscade
¼ tasse de miel, réservez un peu

MODE D'EMPLOI et durée totale : env. 20 minutes
Placez tous les ingrédients dans votre Instant Pot ; remuer pour bien mélanger. Versez 6 tasses d'eau. Sceller le couvercle et cuire en mode manuel pendant 15 minutes à puissance élevée. Une fois terminé, faites un relâchement rapide de la pression. Servir arroser d'un peu de miel.

97.Saucisse italienne aux haricots et pois chiches

INGRÉDIENTS pour 6 portions

3 saucisses italiennes, tranchées
1 tasse de haricots noirs, trempés
1 tasse de pois chiches, trempés
1 poivron rouge, tranché
4 tasses de bouillon de poulet
2 tomates, hachées
3 cuillères à café d'huile végétale
2 carottes, coupées en bâtonnets
1 cuillère à café de piment, émincé
Sel et poivre noir au goût
1 tasse d'oignons doux, hachés
3 gousses d'ail émincées
1 feuille de laurier

2 cuillères à soupe de persil, pour la garniture

MODE D'EMPLOI et durée totale : env. 35 minutes

Faire chauffer l'huile sur Sauté, ajouter les saucisses et faire dorer pendant 3-5 minutes. Incorporer les oignons et l'ail et remuer faire frire pendant 2-3 minutes. Ajoutez le reste des ingrédients, sélectionnez Manuel et laissez cuire 20 minutes à Haute. Lorsque vous êtes prêt, relâchez rapidement la pression. Servir avec du persil.

98 Meilleur Chili aux haricots noirs

INGRÉDIENTS pour 4 portions

1 tasse de haricots noirs, trempés
1 tasse d'oignons rouges, hachés
1 carotte, hachée
2 cuillères à soupe de coriandre hachée
½ cuillère à café de cumin
1 cuillère à café de poudre de chili
1 gousse d'ail émincée
Sel et poivre noir au goût
2 cuillères à soupe d'huile d'olive
2 tomates, hachées

MODE D'EMPLOI et durée totale : env. 40 minutes

Sur Sauté, chauffer l'huile d'olive et cuire les oignons, la carotte, l'ail, le cumin et le chili pendant 3 minutes en remuant fréquemment. Versez 4 ½ tasses d'eau et ajoutez les tomates et les haricots. Sceller le couvercle et cuire Manuel pendant 30 minutes à High. Lorsque vous avez terminé, effectuez un relâchement rapide. Rectifier l'assaisonnement, verser dans des bols et servir garni de coriandre.

99.Crevettes tigrées aux lentilles rouges

INGRÉDIENTS pour 6 portions

2 tasses de lentilles rouges
1 lb de crevettes tigrées
1 tasse d'oignons verts, hachés
½ cuillère à soupe de pâte de miso
2 poivrons, hachés
4 tasses de bouillon de légumes
2 cuillères à soupe d'huile de pépins de raisin
2 tomates italiennes, hachées
1 cuillère à café de mélasse
Sel et poivre noir au goût
½ cuillère à café de cumin
2 cuillères à soupe de persil

MODE D'EMPLOI et durée totale : env. 30 minutes

Faire chauffer l'huile sur Sauté et faire sauter les crevettes pendant 8
minutes ; mettre de côté. Ajouter les oignons verts et les poivrons et cuire 3
minutes. Incorporer la pâte de miso, le cumin, la mélasse, le sel et le poivre noir
pendant 1 minute.
Versez le bouillon et les lentilles rouges, puis fermez le couvercle et faites cuire
en mode manuel pendant 15 minutes à puissance élevée. Une fois terminé, faites
un relâchement rapide de la pression. Ajouter les crevettes et garnir de persil
pour servir.

100 Haricots au beurre de romarin

INGRÉDIENTS pour 6 portions

2 cuillères à café d'huile d'olive
2 tasses de haricots beurre, trempés
2 gousses d'ail émincées
1 feuille de laurier
Sel et poivre noir au goût
1 oignon, haché
2 tomates, hachées
2 cuillères à soupe de romarin, haché

MODE D'EMPLOI et durée totale : env. 20 minutes

Faire chauffer l'huile d'olive et faire revenir l'oignon, l'ail, le sel et le poivre pendant 3 minutes jusqu'à ce qu'ils soient tendres. Versez haricots beurre, tomates et 4 tasses d'eau. Sceller le couvercle, sélectionner Manuel et cuire 15 minutes en haut. Une fois terminé, faites un relâchement rapide de la pression. Jeter la feuille de laurier et garnir de romarin pour servir.
A déguster avec du pain grillé.

101.Buckwheat avec légumes et jambon

INGRÉDIENTS pour 4 portions
½ tasse de sarrasin
½ lb de jambon cuit, haché
1 tasse de champignons, tranchés
1 tasse de poivrons, hachés
2 cuillères à soupe de beurre
2 oignons verts, hachés
2 tasses de bouillon de légumes
1 cuillère à café de curcuma, émincé
¼ tasse de fenouil, haché
Sel et poivre noir au goût

MODE D'EMPLOI et durée totale : env. 30 minutes

Faire fondre le beurre sur Sauté, ajouter les oignons et cuire 3
minutes. Incorporer les champignons, le fenouil et la cloche des poivrons et cuire
encore 3 minutes. Ajouter le jambon et le curcuma et cuire 1 minute. Incorporer
les ingrédients restants. Sceller le couvercle et cuire en mode manuel pendant 18
minutes à puissance élevée. Lorsque vous avez terminé, relâchez rapidement la
pression. Servir.

102.Figuier frais et orge banane

INGRÉDIENTS pour 4 portions

1 tasse d'orge, rincée
¼ tasse de figues fraîches, hachées
2 bananes, tranchées
1 tasse de lait
2 tasses d'eau
½ cuillère à café d'extrait de vanille
½ cuillère à café de cannelle
½ tasse) de sucre

MODE D'EMPLOI et durée totale : env. 20 minutes

Dans votre IP, placez l'orge, la vanille, le sucre, le lait et l'eau. Fermez le
couvercle, sélectionnez Manuel et faites cuire pendant 10 minutes à
High. Lorsque vous êtes prêt, relâchez rapidement la pression. Égrainer l'orge
avec une fourchette et remuer dans les bananes et les figues.
Servir saupoudrer de cannelle.

103 Salade de haricots blancs et d'avocat

INGRÉDIENTS pour 4 portions

2 avocats, coupés en dés
Sel et poivre noir au goût
½ tasse de coriandre fraîche, hachée
¼ cuillère à café de sauce aux piments forts
2 cuillères à soupe d'huile d'olive
1 tasse de haricots blancs, trempés
1 citron vert, pressé
1 tasse d'oignons rouges, hachés

MODE D'EMPLOI et durée totale : env. 35 minutes

Versez 2 tasses d'eau et ajoutez les haricots blancs à votre IP. Sélectionnez
Manuel et cuisez pendant 30 minutes en haut. Une fois terminé, relâchez
rapidement la pression. Égoutter les haricots et les transférer dans un bol pour les
refroidir.
Ajouter la sauce au piment fort, les avocats, l'huile d'olive, le jus de lime, le sel
et le poivre et mélanger pour enrober. Servir garni de coriandre.

104. Pain de maïs préféré «Ever»

INGRÉDIENTS pour 4 portions

1 ¼ tasse de semoule de maïs
1 tasse de crème épaisse
2 cuillères à soupe de beurre fondu
2 œufs battus
½ tasse) de sucre
½ cuillère à café de sel
1 cuillère à café de levure chimique

Mélangez les ingrédients secs dans un bol. Fouettez les humides dans un autre bol. Remuez doucement le mouillé ingrédients dans les ingrédients secs. Transférer le mélange dans un plat de cuisson graissé. Verser 1 tasse eau dans votre IP et abaissez un dessous de plat. Placez le plat sur le dessous de plat et fermez le couvercle. Cuisson manuelle pendant 30 minutes à High. Lorsque vous êtes prêt, effectuez une libération rapide. Servir frais.

105. Salade d'orge perlée et d'olives noires

INGRÉDIENTS pour 4 portions

¼ tasse d'orge perlé, rincée
½ tasse d'oignon, tranché finement
½ tasse d'olives noires, tranchées
2 cuillères à soupe d'huile d'olive
2 poivrons, tranchés finement
1 tasse de tomates raisins, coupées en dés
1 cuillère à soupe de vinaigre
½ tasse de fromage bleu, émietté
Sel et poivre noir au goût
1 cuillère à café de basilic séché

MODE D'EMPLOI et durée totale : env. 20 minutes

À l'Instant Pot, ajoutez de l'orge, 4 tasses d'eau et du sel. Sceller le couvercle et cuire 10 minutes
Manuel en haut. Lorsque vous êtes prêt, effectuez une libération rapide et ouvrez le couvercle. Égoutter et transférer l'orge dans un bol pour refroidir. Ajouter l'oignon, les poivrons, les tomates et les olives noires et mélanger pour combiner. Transférer dans un plat de salade. Dans un bol, fouetter l'huile d'olive, le vinaigre, le sel, le poivre et le basilic et verser sur la salade. Garnir de fromage bleu pour servir.

106.Easy Barley Pilaf aux noix de cajou

INGRÉDIENTS pour 6 portions

1 ½ tasse d'orge
2 cuillères à café de beurre
3 tasses de bouillon de poulet
2 oignons blancs, hachés
2 carottes, hachées
Sel et poivre noir au goût
4 cuillères à soupe de noix de cajou grillées
1 gousse d'ail émincée

MODE D'EMPLOI et durée totale : env. 15 minutes

Sélectionnez Faire sauter et faire fondre le beurre. Cuire les oignons et l'ail
pendant 3 minutes jusqu'à ce qu'ils soient tendres. Ajouter dans les carottes et
cuire encore 4 minutes. Incorporer le reste des ingrédients, à l'exception des noix
de cajou. Sceller le couvercle, sélectionner Manuel et cuire 8 minutes à
puissance élevée. Ensuite, faites un relâchement rapide de la pression.
Égrainer l'orge avec une fourchette et transférer dans une assiette. Servir
parsemer de noix de cajou.

107 Ragoût de bœuf aux pois cassés

INGRÉDIENTS pour 4 portions

1 ½ tasse de pois cassés verts
½ lb de ragoût de bœuf, coupé en cubes
1 tasse d'oignons verts, hachés

2 gousses d'ail émincées
4 pommes de terre, pelées et coupées en dés
1 tasse de carottes, hachées
2 cuillères à café d'huile végétale
1 tasse de fenouil, haché
2 tasses de bouillon de poulet
Sel et poivre noir au goût
1 feuille de laurier
1 boîte (14 oz) de tomates en dés

MODE D'EMPLOI et durée totale : env. 40 minutes

Faire chauffer l'huile et faire revenir les oignons verts, l'ail, les carottes, le fenouil, le sel et le poivre pendant 4 minutes. Ajouter dans le bœuf et cuire 5 minutes jusqu'à ce qu'il soit légèrement doré. Ajouter les tomates, les pommes de terre, le laurier et Stock.
Sceller le couvercle et cuire en mode manuel pendant 20 minutes à puissance élevée. Lorsque vous êtes prêt, faites une pression rapide Libération. Jeter la feuille de laurier.

108 Ragoût de haricots blancs au fenouil

INGRÉDIENTS pour 4 portions

2 tasses de haricots blancs, trempés
½ bulbe de fenouil, haché
½ tasse de Grana Padano, râpé
½ tasse d'oignons nouveaux, hachés
2 cuillères à café d'huile d'olive
3 gousses d'ail émincées
Sel et poivre noir au goût
2 c. À soupe de persil haché
1 cuillère à café de paprika
1 boîte (14 oz) de tomates en dés

MODE D'EMPLOI et durée totale : env. 40 minutes

Sélectionnez Faire sauter et chauffer l'huile d'olive. Ajouter l'ail, le fenouil et les oignons nouveaux et cuire jusqu'à soumissionner. Ajouter le reste des ingrédients, sauf le fromage. Versez 4 tasses d'eau. Sceller le couvercle, appuyez sur Manuel et faites cuire 30 minutes à puissance élevée. Une fois la cuisson terminée, faites un rapide libération de pression. Servir garni de fromage Grana Padano râpé et parsemer de persil.

109.Soupe aux pommes de terre et aux pommes de terre

INGRÉDIENTS pour 4 portions

½ tasse d'orge perlé
4 pommes de terre, pelées et coupées en dés
1 carotte coupée en dés
1 cuillère à café de pâte d'ail
1 branche de céleri, hachée
1 tasse d'oignons rouges, hachés
3 cuillères à café d'huile d'olive
4 tasses de bouillon de poulet
½ cuillère à café de sauge séchée
1 cuillère à café de flocons de piment rouge
Sel et poivre noir au goût
2 cuillères à soupe de persil

MODE D'EMPLOI et durée totale : env. 45 minutes

Faire chauffer l'huile sur Sauté et faire sauter la carotte, la pâte d'ail, le céleri, les oignons rouges, la sauge, le sel et le poivre pendant 5 minutes. Ajouter l'orge et le bouillon. Sceller le couvercle, sélectionner Manuel et cuire 30 minutes à puissance élevée.

Une fois prêt, faites une libération naturelle pendant 10 minutes. Servir garni de persil.

110.Épine et haricots rouges aux champignons

INGRÉDIENTS pour 4 portions

1 tasse de haricots rouges
½ tasse d'épeautre
2 tasses de champignons, tranchés
4 oignons verts, hachés
1 gousse d'ail émincée
2 cuillères à café d'huile d'olive
½ poivre serrano, émincé
1 tasse de tomates coupées en dés
3 tasses de bouillon de poulet
Sel et poivre noir au goût

MODE D'EMPLOI et durée totale : env. 30 minutes

Faire chauffer l'huile d'olive sur Sauté et cuire les oignons verts, l'ail, les champignons et le piment serrano pendant 5 minutes jusqu'à tendreté. Ajoutez le reste des ingrédients. Sceller le couvercle et cuire en mode manuel pendant 25 minutes en haut. Lorsque vous êtes prêt, relâchez rapidement la pression. Servir chaud.

111. Trempette aux haricots paprika Lima avec pancetta

INGRÉDIENTS pour 6 portions

4 tranches de pancetta, hachées
20 oz de haricots de Lima surgelés
3 cuillères à café de beurre fondu
½ cuillère à café de paprika
Sel et poivre noir au goût

MODE D'EMPLOI et durée totale : env. 30 minutes

Mettre sur Sauté et cuire la pancetta pendant 5 minutes ; mettre de côté. Ajouter les haricots dans la casserole et couvrir d'eau. Sceller le couvercle et cuire en mode manuel pendant 10 minutes à puissance élevée. Lorsque vous êtes prêt, faites une pression rapide Libération.
Égoutter et transférer dans un robot culinaire avec le beurre, le paprika, le sel et le poivre.
Mélanger jusqu'à consistance lisse et servir avec de la pancetta.

112.Porridge aux pêches et aux raisins dorés

INGRÉDIENTS pour 4 portions
1 ½ tasse d'avoine coupée en acier
1 ½ tasse de lait
Une poignée de raisins secs dorés
8 pêches, hachées
1 cuillère à café de pâte de vanille
¾ tasse de cassonade

MODE D'EMPLOI et durée totale : env. 15 minutes

Combinez tous les ingrédients de votre IP. Versez 2 ¼ tasses d'eau. Scellez le couvercle, sélectionnez Manuel et cuire 8 minutes à puissance élevée. Ensuite, faites un relâchement rapide de la pression.

113 Purée de haricots pinto épicée

INGRÉDIENTS pour 6 portions

1 ½ cuillère à café d'ail en poudre
1 tasse d'oignons doux, hachés
2 tasses de haricots pinto, trempés
3 cuillères à café d'huile végétale
1 cuillère à café de poudre de chili
¼ cuillère à café de poivron rouge
Sel et poivre noir au goût
½ tasse de coriandre fraîche, hachée

MODE D'EMPLOI et durée totale: env. 40 minutes

Faire chauffer l'huile sur Sauté et cuire les oignons pendant 3 minutes. Ajouter les haricots et 4 tasses d'eau. Assaisonner avec sel, poivrons noirs et rouges. Fermez le couvercle, sélectionnez Manuel et laissez cuire 30 minutes à puissance élevée. Quand prêt, faites une libération rapide. Égouttez les haricots et écrasez-les avec un presse-purée. Incorporer l'ail et poudres de chili, poivron rouge, sel et poivre. Saupoudré de coriandre pour servir.

114 Boulgour au fromage avec oignons de printemps

INGRÉDIENTS pour 6 portions

2 tasses de boulgour

4 tasses de bouillon de légumes
3 cuillères à soupe de beurre
1 tasse d'oignons verts, hachés
½ tasse de fromage de chèvre
Sel et poivre noir au goût
1 cuillère à café de romarin
1 gousse d'ail émincée

MODE D'EMPLOI et durée totale : env. 25 minutes

Faire fondre le beurre en sautant. Ajouter les oignons nouveaux et l'ail et cuire
jusqu'à ce qu'ils soient tendres, environ 3 minutes. Incorporer les ingrédients
restants, à l'exception du fromage. Sceller le couvercle et cuire 15 minutes en
mode manuel en haut. Lorsque vous êtes prêt, relâchez rapidement la
pression. Incorporer le fromage de chèvre et servir.

115. Trempette aux lentilles jaunes

INGRÉDIENTS pour 6 portions

1 tasse de lentilles jaunes, rincées
¼ cuillère à café de dukkah
1 gousse d'ail émincée
1 cuillère à soupe de concentré de tomate
1 cuillère à soupe de tahini
2 cuillères à soupe d'huile végétale
½ cuillère à café de sirop d'érable
Sel et poivre noir au goût
½ cuillère à café de sauge sèche, émincée
¼ cuillère à café de cardamome

MODE D'EMPLOI et durée totale : env. 20 minutes

Versez 2 tasses d'eau et ajoutez les lentilles dans la casserole. Sceller le
couvercle et cuire 5 minutes en mode manuel à Haute. Permettre un relâchement

naturel de la pression, environ 10 minutes. Égoutter et transférer dans un aliment processeur. Ajouter le reste des ingrédients et mélanger jusqu'à consistance lisse. Servir chaud.

116. Haricots noirs et piment vert avec queso

INGRÉDIENTS pour 4 portions

4 oz de fromage Pepper Jack, coupé en cubes
4 oz de fromage à la crème
½ cuillère à café de sauce aux poivrons rouges
1 cuillère à café de poivron rouge broyé
1 gousse d'ail émincée
2 oz de piments verts coupés en dés
1 tasse de haricots noirs, trempés
¼ tasse de parmesan, râpé
½ tasse de mayonnaise

MODE D'EMPLOI et durée totale : env. 15 minutes

Placez les haricots noirs dans votre Instant Pot et couvrez d'eau. Sceller le couvercle, appuyer sur Manuel et cuire 30 minutes à puissance élevée. Après la cuisson, relâchez rapidement la pression. Égouttez les haricots et transférer dans un bol. Fouettez les fromages avec le reste des ingrédients dans un autre bol. Ajouter le mélanger aux haricots et mélanger pour combiner.

117. Haricots blancs au thon

INGRÉDIENTS pour 4 portions

20 oz de thon blanc en conserve dans l'eau, égoutté et émietté
1 lb de haricots blancs, trempés
2 tasses de tomates, hachées
1 gousse d'ail écrasée
Sel et poivre noir au goût
4 cuillères à soupe d'huile d'olive
2 cuillères à soupe de basilic, haché

MODE D'EMPLOI et durée totale : env. 50 minutes

Faire chauffer l'huile d'olive sur Sauté. Faites frire l'ail pendant 1 minute. Ajouter les haricots et couvrir d'eau. Scellez le couvercle, sélectionnez Manuel et faites cuire 30 minutes à puissance élevée. Lorsque vous êtes prêt, effectuez une libération rapide. Incorporer le thon, tomates, sel et poivre, et cuire 3 minutes sur Sauté. Saupoudrer de basilic.

118.Hazelnut, banane et millet de dattes

INGRÉDIENTS pour 6 portions

2 tasses de millet
1 tasse de lait
2 bananes, tranchées
½ tasse de noisettes, hachées
¼ tasse de dattes, hachées
½ cuillère à café de vanille
½ cuillère à café de cannelle
2 cuillères à soupe d'huile d'olive
Une pincée de sel

MODE D'EMPLOI et durée totale : env. 25 minutes

Combinez tous les ingrédients, à l'exception des bananes et des noisettes, dans votre Instant Pot. Versez 2 tasses d'eau, fermez le couvercle et laissez cuire 10 minutes en mode manuel à haute. Lorsque vous êtes prêt, effectuez une libération rapide.

Servir garni de tranches de bananes et de noisettes hachées.

119.Porridge aux pommes et aux noix du Brésil

INGRÉDIENTS pour 4 portions

½ tasse de noix du Brésil, hachées
1 ½ tasse d'avoine
½ tasse de lait
2 pommes, tranchées
1 cuillère à soupe de sirop d'érable
2 cuillères à café de beurre
½ cuillère à café de miel
2 ½ tasses d'eau

MODE D'EMPLOI et durée totale : env. 15 minutes

Placez tous les ingrédients, à l'exception des pommes et des noix du Brésil, dans votre IP. Versez de l'eau. Sceller le couvercle et cuire 8 minutes en mode manuel à haute. Lorsque vous êtes prêt, relâchez rapidement la pression. Garnir de pommes et les noix à servir.

120.Papaya et quinoa au miel

INGRÉDIENTS pour 6 portions

1 ½ tasse de quinoa blanc
½ tasse de miel

1 tasse de papaye, écrasée
2 cuillères à soupe de beurre
½ cuillère à café de vanille
Une pincée de sel

MODE D'EMPLOI et durée totale : env. 15 minutes

Placez le quinoa, 3 tasses d'eau, le beurre, la vanille et le sel dans votre Instant
Pot. Sceller le couvercle et cuire pendant 8 minutes sur Manual at High. Une fois
terminé, relâchez rapidement la pression. Incorporer la papaye et arroser avec du
miel pour servir.

121.Couscous aux cerises et macadamia

INGRÉDIENTS pour 4 portions

1 ½ tasse de couscous
½ tasse de macadamia, hachée
¼ tasse de cerises, hachées
½ bulbe de fenouil, haché
Sel et poivre noir au goût
½ oignon, haché
14 oz de bouillon de poulet
1 cuillère à soupe de beurre

MODE D'EMPLOI et durée totale : env. 15 minutes

Faire fondre le beurre et faire revenir l'oignon et le fenouil pendant 4
minutes. Incorporer le reste des ingrédients. Verser dans ¼ tasse d'eau. Sceller le
couvercle et cuire 3 minutes en mode manuel à haute. Une fois terminé, relâchez
la pression rapidement. Servir.

122 Poulet crémeux au quinoa

INGRÉDIENTS pour 4 portions
2 cuillères à café d'huile d'olive
1 ½ tasse de quinoa
3 tasses de bouillon de poulet
½ tasse de fromage Colby, râpé
1 tasse de poitrines de poulet, hachées
1 tasse moitié-moitié
¼ tasse de parmesan râpé
Sel et poivre noir au goût

MODE D'EMPLOI et durée totale : env. 15 minutes

Faire chauffer l'huile d'olive sur Sauté et saisir le poulet pendant 5
minutes. Ajouter le quinoa et le bouillon. Sceller le couvercle et cuire en mode
manuel pendant 12 minutes à puissance élevée. Faites un relâchement rapide de
la pression. Incorporer la moitié et la moitié, Colby et parmesan et cuire 3
minutes sur Sauté. Servir chaud.

123.Serrano Piment Boulgour

INGRÉDIENTS pour 4 portions

2 cuillères à soupe de persil
1 cuillère à café de poivre serrano, émincé
1 gousse d'ail émincée
1 tasse de boulgour
2 cuillères à soupe d'huile d'olive
4 oignons verts, hachés
1 tasse de tomates coupées en dés
Sel et poivre noir au goût

MODE D'EMPLOI et durée totale : env. 30 minutes

Faire chauffer l'huile d'olive sur Sauté et cuire les oignons verts, l'ail, les champignons et le piment serrano pendant 5 minutes. Ajouter le boulgour, les tomates et 2 tasses d'eau. Sceller le couvercle, sélectionner Manuel et cuire pendant 15 minutes à High. Lorsque vous êtes prêt, relâchez rapidement la pression. Servir chaud.

124.Bulgur aux légumes

INGRÉDIENTS pour 4 portions

1 tasse de boulgour
1 oignon, haché
1 tasse de fleurons de chou-fleur
1 carotte, tranchée
1 tasse de pois
1 cuillère à soupe d'huile d'olive
2 cuillères à café de zeste de citron
¼ tasse de jus de citron
2 tasses de bouillon de légumes
Sel et poivre noir au goût

MODE D'EMPLOI et durée totale : env. 20 minutes

Faire chauffer l'huile sur Sauté ; cuire l'oignon pendant 2 minutes. Incorporer les ingrédients restants, sceller le couvercle et cuire 10 minutes en mode manuel. Faites un relâchement rapide de la pression. Servir.

Pâtes et riz (Bonus)

125 Linguine à la saucisse au fromage et au pepperoni

INGRÉDIENTS pour 4 portions

4 oz de fromage provolone, râpé
1 lb de linguine
14 oz de sauce pour pâtes
½ lb de saucisses italiennes, tranchées
4 oz de pepperoni, tranché
4 oz de mozzarella, râpée
2 cuillères à soupe d'huile d'olive
1 cuillère à café d'ail émincé
Sel et poivre noir au goût

MODE D'EMPLOI et durée totale: env. 20 minutes

Faire chauffer l'huile d'olive sur Sauté. Cuire les saucisses et l'ail pendant 4 à 5 minutes. Incorporer le reste des ingrédients, à l'exception des fromages et du pepperoni. Versez 2 tasses d'eau. Sceller le couvercle et cuire pendant 8 minutes sur Manual at High. Lorsqu'il s'éteint, relâchez rapidement la pression. Incorporer les fromages et garnir de pepperoni. Sers immédiatement.

126 Tortellini à la dinde et au chou-fleur crémeux

INGRÉDIENTS pour 4 portions

2 cuillères à soupe d'huile d'olive
2 cuillères à soupe de basilic, haché

½ lb de poitrine de dinde, coupée en dés
2 tasses de fleurons de chou-fleur
8 oz de tortellini au fromage
¼ tasse de crème épaisse
2 tasses de bouillon de poulet
1 oignon, haché
1 cuillère à soupe de persil haché
Sel et poivre noir au goût

MODE D'EMPLOI et durée totale : env. 20 minutes

Faire chauffer l'huile d'olive sur Sauté et faire suer l'oignon pendant 3 minutes. Ajouter la dinde et cuire jusqu'à ce qu'elle ne soit plus rose, après 5 minutes. Incorporer le reste des ingrédients, sauf la crème épaisse et le basilic. Sceller le couvercle et cuire 8 minutes en mode manuel à haute. Une fois terminé, effectuez une libération rapide. Incorporer la crème épaisse et garnir de basilic pour servir.

127. Lasagne aux légumes aux champignons

INGRÉDIENTS pour 4 portions

1 ¼ tasse de champignons, tranchés
3 tasses de sauce pour pâtes
1 cuillère à café de paprika
2 cuillères à café de basilic séché
1 tasse de mozzarella râpée
1 cuillère à café de flocons de piment rouge
½ cuillère à café d'origan séché
Sel et poivre noir au goût
1 ½ tasse moitié-moitié
6 feuilles de lasagne

MODE D'EMPLOI et durée totale : env. 40 minutes

Étalez une couche de sauce pour pâtes au fond d'un plat de cuisson
graissé. Couvrir d'une couche de
Feuilles de lasagnes. Étalez de la sauce pour pâtes. Garnir d'une couche de
moitié-moitié de fromage,
Champignons et sauce pour pâtes. Saupoudrer d'épices et d'herbes. Répétez la
superposition jusqu'à ce que vous ayez utilisé tous les ingrédients pour finir avec
du fromage. Mettez un dessous de plat dans votre IP et versez 1 tasse
d'eau. Inférieur le plat de cuisson sur le dessous de plat, sceller le couvercle et
cuire 25 minutes à High. Faites une pression rapide Libération. Laisser reposer
les lasagnes 10 minutes avant de servir.

128.Rotini au bœuf et fromage Monterey Jack

INGRÉDIENTS pour 4 portions

1 lb de bœuf haché
2 oignons nouveaux, hachés
16 oz de pâtes rotini
2 cuillères à soupe de beurre
½ tasse de Monterey Jack, râpé
1 gousse d'ail émincée
2 tasses de salsa douce
1 cuillère à soupe de concentré de tomate
1 cuillère à soupe d'origan
Sel et poivre noir au goût

MODE D'EMPLOI et durée totale : env. 20 minutes

Placez la pâte dans le pot intérieur et couvrez d'eau salée. Sceller le couvercle et
cuire 4 minutes
sur Manual at High. Relâchez rapidement la pression. Égoutter et
réserver. Nettoyez le pot et faites fondre beurre sur Sauté ; cuire les oignons
nouveaux et l'ail pendant 3 minutes jusqu'à ce qu'ils soient tendres. Ajouter le
bœuf et cuire jusqu'à ce qu'ils soient dorés pendant 5 à 6 minutes. Incorporer la
salsa, la pâte de tomate, l'origan, le sel et le poivre et cuire pendant 15

minutes. Incorporer les pâtes et déposer dans une assiette de service. Saupoudrer de fromage Monterey Jack et servir.

129.Penne à la sauge et à la pancetta

INGRÉDIENTS pour 4 portions

16 oz de pâtes penne
1 tasse d'oignons hachés
1 tasse de pancetta en dés
1 tasse de vin blanc sec
1 cuillère à soupe d'huile d'olive
½ tasse de mozzarella, râpée
Sel au goût
2 cuillères à soupe de sauge fraîche hachée

MODE D'EMPLOI et durée totale : env. 20 minutes

Faire frire la pancetta sur Sauter jusqu'à ce qu'elle soit brune et croustillante, environ 3 minutes ; mettre de côté. Ajouter les oignons au pot et faites-les suer pendant 3 minutes jusqu'à ce qu'elles soient tendres. Incorporer les pâtes, le vin et le sel et couvrir suffisamment d'eau. Sceller le couvercle et cuire 6 minutes en mode manuel à haute. Une fois terminé, relâchez la pression rapidement. Égoutter les pâtes et les transférer dans un bol de service. Incorporer le fromage mozzarella et la pancetta.
Arroser d'huile d'olive et servir garni de sauge fraîche.

130. Poulet avec Farfalle & Sauce Enchilada

INGRÉDIENTS pour 4 portions

2 poitrines de poulet, coupées en dés

16 oz de pâtes farfalle
10 oz de tomates, hachées
20 oz de sauce pour enchilada en conserve
1 tasse d'oignons en dés
1 gousse d'ail émincée
1 cuillère à café d'assaisonnement pour tacos
1 cuillère à soupe d'huile d'olive
2 tasses de fromage Colby, râpé
Sel et poivre noir au goût

MODE D'EMPLOI et durée totale : env. 20 minutes

Placez le farfalle dans votre IP et couvrez d'eau salée. Fermer le couvercle et cuire 4 minutes
Manuel en haut. Relâchez rapidement la pression. Égoutter et réserver. Nettoyez le pot et chauffez l'huile faire sauter. Cuire le poulet, les oignons et l'ail pendant 5 minutes. Incorporer les tomates, la sauce enchilada, 1 tasse d'eau, assaisonnement pour tacos, sel et poivre. Sceller le couvercle et cuire 8 minutes en mode manuel à haute. Lorsque vous êtes prêt, effectuez une libération rapide. Incorporer le fromage et les pâtes et cuire sur Sauté pendant 2 minutes jusqu'à ce que le fromage fond. Servir.

131.Ziti Pâtes avec boulettes de porc et légumes

INGRÉDIENTS pour 4 portions

1 lb de porc haché
16 oz de pâtes ziti
2 tomates, hachées
1 tasse de bouillon de poulet
3 cuillères à café d'huile d'olive
2 tasses de fleurons de brocoli
2 poivrons, hachés
1 oignon rouge, haché
½ cuillère à soupe de basilic
Sel et poivre noir au goût

MODE D'EMPLOI **et durée totale : env. 35 minutes**

Dans votre Instant Pot, faites cuire les pâtes ziti dans de l'eau salée pendant 4 minutes en mode manuel à haute. Relâchez-le
pression rapidement. Égoutter et réserver. Mélanger le porc, le sel, le poivre et le basilic et façonner le mélange en 4 boulettes de viande. Essuyez la casserole et faites chauffer l'huile d'olive sur Sauté. Cuire les boulettes de viande 7-8 minutes des deux côtés jusqu'à ce qu'elles soient dorées ; réserve. Ajouter l'oignon, le brocoli et les poivrons dans la casserole et cuire 5 minutes jusqu'à tendreté. Incorporer les tomates, le bouillon et les boulettes de viande réservées. Sceller le couvercle et cuire pendant 6 minutes en mode manuel à haute. Lorsque vous êtes prêt, relâchez rapidement la pression. Mélanger les pâtes et servir chaud.

132. Pâtes bolognaises au vin blanc

INGRÉDIENTS **pour 4 portions**

2 cuillères à café de beurre
16 oz de tagliatelles
1 lb de viande hachée mélangée
1 lb de sauce tomate pour pâtes
1 cuillère à café d'origan
1 tasse d'oignons, hachés
2 cuillères à café d'ail émincé
4 oz de bacon, coupé en dés
½ tasse de vin blanc
1 tasse moitié-moitié
1 tasse de parmesan râpé
Sel et poivre noir au goût

MODE D'EMPLOI **et durée totale : env. 20 minutes**

Faire fondre le beurre sur Sauté et cuire les oignons et l'ail pendant 3 minutes, jusqu'à ce qu'ils soient tendres et parfumés. Ajouter viande et bacon et cuire 5 à 6 minutes. Incorporer les ingrédients restants, à l'exception de la moitié et demi et parmesan. Versez suffisamment d'eau pour couvrir entièrement. Sceller le couvercle et cuire 10 minutes sur Manual at High. Lorsque vous êtes prêt, effectuez une libération rapide. Incorporer la crème épaisse et servir avec fromage parmesan râpé.

133.Nouilles aux œufs au thon et à l'artichaut

INGRÉDIENTS pour 2 portions

8 oz de nouilles aux œufs
1 boîte de tomates en dés
1 boîte de flocons de thon, égouttés
½ tasse d'oignons rouges, hachés
7 ½ oz de cœurs d'artichaut en conserve
1 cuillère à soupe d'huile d'olive
1 cuillère à café de persil
1 cuillère à soupe de sauge
½ tasse de fromage de chèvre, émietté
Sel et poivre noir au goût

MODE D'EMPLOI et durée totale : env. 15 minutes

Faire chauffer l'huile d'olive et faire revenir les oignons pendant 3 minutes jusqu'à ce qu'ils soient translucides. Incorporer le reste des ingrédients, à l'exception du fromage de chèvre. Versez 2 tasses d'eau, fermez le couvercle et laissez cuire 5 minutes à Haute. Une fois terminé, relâchez rapidement la pression. Incorporer le fromage de chèvre et servir.

134 Lasagne aux courgettes et au bœuf

INGRÉDIENTS pour 4 portions

12 feuilles de lasagne
1 sauce tomate (14 oz)
1 oignon rouge, tranché
1 lb de bœuf haché, cuit
1 poivron, tranché
2 grosses courgettes, hachées
2 cuillères à soupe d'huile végétale
¼ tasse de feuilles de basilic frais
Sel et poivre noir au goût
1 tasse de parmesan râpé

MODE D'EMPLOI et durée totale : env. 45 minutes

Mettre sur Sauté et chauffer l'huile végétale. Ajouter le bœuf, le poivron, les courgettes et l'oignon et cuire 5 minutes. Assaisonnez avec du sel et du poivre. Couvrir le fond d'un plat de cuisson graissé avec la moitié des feuilles de lasagnes. Étendre la moitié de la sauce tomate sur le dessus et faire une couche avec la moitié du mélange de bœuf et la moitié des feuilles de basilic. Saupoudrer de parmesan. Faire une deuxième couche dans la même commande. Versez 1 tasse d'eau dans la casserole et placez-la dans un dessous de plat. Mettez le plat sur le dessus, fermez le couvercle, sélectionnez Manuel à haute, et cuire pendant 25 minutes. Lorsqu'il est éteint, relâchez naturellement la pression pendant 10 minutes.
Servir chaud.

135. Tagliatelles au pesto et aux haricots verts

INGRÉDIENTS pour 4 portions

16 oz de tagliatelles
6 oz de haricots verts, hachés
Sel au goût
½ lb de bébé chou frisé
2 c. À soupe de feuilles de basilic, hachées
½ cuillère à soupe de jus de citron

¼ tasse de parmesan râpé
½ tasse d'huile d'olive
1 oignon, haché
¼ tasse de pignons de pin, grillés

MODE D'EMPLOI et durée totale : env. 10 minutes

Dans votre Instant Pot, placez les tagliatelles et les haricots verts et couvrez d'eau salée. Scellez le couvercle, sélectionnez Manuel et cuisez pendant 4 minutes à puissance élevée. Lorsque vous êtes prêt, relâchez rapidement la pression. Drainer et déposer dans un bol. Mélanger le chou frisé, le basilic, les pignons de pin, le parmesan et le jus de citron dans un aliment robot jusqu'à ce qu'ils soient finement hachés. Pendant que le mélangeur fonctionne, ajoutez progressivement l'huile d'olive jusqu'à ce que
Mixte ; Assaisonnez avec du sel. Versez le pesto sur les pâtes et les haricots ; mélanger pour enrober. Sers immédiatement.

136. Peperonata italienne traditionnelle

INGRÉDIENTS pour 4 portions

1 poivron vert, tranché
2 poivrons jaunes, tranchés
2 poivrons rouges, tranchés
3 tomates, hachées
1 oignon rouge, haché
2 gousses d'ail émincées
2 tasses de bouillon de légumes
2 cuillères à soupe d'huile d'olive
Sel et poivre noir au goût
4 tasses de nouilles aux œufs, cuites

MODE D'EMPLOI et durée totale : env. 20 minutes

Faire chauffer l'huile d'olive et faire revenir l'oignon, l'ail et les poivrons pendant 4 minutes jusqu'à ce qu'ils soient tendres. Incorporer tomates, versez le bouillon,

fermez le couvercle et laissez cuire 4 minutes en mode manuel à haute. Une fois
terminé, faites un relâchement rapide de la pression. Servir sur des nouilles aux
œufs et savourer !

137.Saucisse avec pâtes fusilli et fromage

INGRÉDIENTS pour 6 portions

18 oz de pâtes fusilli
16 oz de saucisses
2 tasses de sauce tomate
3 cuillères à soupe d'huile d'olive
2 cuillères à café d'ail émincé
1 cuillère à café de persil haché
¼ tasse de Pecorino Romano, râpé

MODE D'EMPLOI et durée totale : env. 20 minutes

Faites chauffer l'huile d'olive sur Sauté et faites cuire les saucisses jusqu'à ce
qu'elles soient dorées, en les émiettant, pendant 5 minutes. Ajouter l'ail et cuire 1
minute. Incorporer le reste des ingrédients, à l'exception du fromage Pecorino et
le persil. Couvrir d'eau, fermer le couvercle et cuire 4 minutes en mode manuel à
haute. Quand on fait, relâchez la pression rapidement. Garnir de fromage
Pecorino et saupoudrer de persil.

138 Dill Maquereau & Ragoût de Pâtes

INGRÉDIENTS pour 4 portions

2 oignons verts, coupés en dés
2 cuillères à soupe d'huile d'olive
½ tasse de bouillon de poulet

1 tasse de jus de palourdes
1 lb de macaronis
14 oz de sauce marinara
1 lb de maquereau, haché
1 gousse d'ail émincée
2 cuillères à soupe d'aneth haché
Sel et poivre noir au goût

MODE D'EMPLOI et durée totale : env. 30 minutes

Faire chauffer la moitié de l'huile d'olive sur Sauté. Ajouter le maquereau, les oignons verts et l'ail et cuire pendant 3-4 minutes. Versez le bouillon de poulet pour déglacer le fond de la casserole. Incorporer la sauce marinara, les macaronis, 2 tasses d'eau et du jus de palourdes. Fermez le couvercle, sélectionnez Manuel et réglez le temps de cuisson sur 5 minutes en haut. Lorsque vous êtes prêt, relâchez rapidement la pression. Garnir d'aneth et servir dans des bols.

139 Nouilles ramen aux boulettes de viande de bœuf

INGRÉDIENTS pour 6 portions
10 oz de nouilles ramen
Sel et poivre noir au goût
1 lb de bœuf haché
¼ tasse de chapelure
1 oignon jaune, râpé
1 oeuf
½ tasse de sauce soja
1 gousse d'ail émincée

MODE D'EMPLOI et durée totale : env. 35 minutes

Mélanger le bœuf, la chapelure, l'ail, l'oignon et l'œuf dans un bol. Mélanger et façonner le mélange en 6 Boulettes de viande. Ajouter la sauce soja et les boulettes de viande dans la casserole intérieure. Versez suffisamment d'eau pour couvrir. Sceller le couvercle et faites cuire à température élevée pendant 15 minutes. Lorsque vous êtes prêt, relâchez rapidement la pression. Incorporer nouilles et appuyez sur Sauté. Cuire 4 minutes jusqu'à tendreté. Répartir dans les bols et servir.

140.Penne aux poivrons et haricots mélangés

INGRÉDIENTS pour 4 portions

16 oz de penne séchée
Sel et poivre noir au goût
2 cuillères à soupe d'huile d'olive
1 oignon, haché
2 gousses d'ail émincées
2 poivrons mélangés, hachés
1 piment habanero, haché
1 boîte (14 oz) de tomates
1 cuillère à café de cumin en poudre
1 cuillère à café de coriandre en poudre
1 haricot blanc en conserve (14 oz)
2 cuillères à soupe de persil haché

MODE D'EMPLOI et durée totale : env. 25 minutes

Dans votre Instant Pot, ajoutez les pennes et couvrez d'eau salée. Sceller le couvercle et cuire sur le manuel pendant 4 minutes à High. Lorsque vous êtes prêt, relâchez rapidement la pression et égouttez les pâtes ; mettre de côté. Faire sauter et chauffer l'huile d'olive. Faites cuire l'oignon et l'ail pendant 3 minutes. Ajouter les poivrons, le habanero, tomates, cumin, haricots, coriandre, sel et poivre. Scellez le couvercle, sélectionnez Manuel et faites cuire pendant 8 minutes en haut. Lorsque vous êtes prêt, faites une libération naturelle pendant 10 minutes. Incorporer les pâtes. Servir garni avec du persil.

141.Porc avec riz brun

INGRÉDIENTS pour 4 portions

1 lb de filet de porc, coupé en cubes
2 cuillères à soupe d'huile d'olive
Sel et poivre noir au goût
2 tasses de bouillon de poulet
1 tasse de riz brun, cuit
1 oignon, haché
1 cuillère à café d'assaisonnement italien
2 c. À soupe de persil haché

MODE D'EMPLOI et durée totale : env. 38 minutes

Sur Sauté, chauffer l'huile d'olive. Faites cuire l'oignon et le porc pendant 5 minutes. Incorporer le riz, l'assaisonnement italien, persil, sel et poivre, et cuire 2 minutes. Versez le bouillon, fermez le couvercle, sélectionnez Manuel à Élevé et cuire 10 minutes.
 Une fois terminé, relâchez rapidement la pression.

142.Riz mexicain sans viande

INGRÉDIENTS pour 2 portions

1 cuillère à soupe d'huile d'olive
2 oignons verts, hachés
½ tasse de riz
1 tasse de bouillon de légumes
½ tasse de purée de tomates
2 gousses d'ail émincées
2 cuillères à soupe de coriandre moulue
Sel et poivre au goût

MODE D'EMPLOI **et durée totale : env. 10 minutes**

Faire chauffer l'huile sur Sauté et faire suer les oignons pendant 3
minutes. Incorporer les ingrédients restants. Sceller le couvercle et appuyez sur
Manual pendant 3 minutes à High. Après, faites une libération rapide.

143.Pouding au riz sauvage aux abricots

INGRÉDIENTS pour 4 portions

1 tasse de riz sauvage
2 cuillères à soupe de sirop d'érable
¼ tasse d'abricots secs, hachés
1 ½ tasse de lait
½ cuillère à café d'extrait de vanille
¼ cuillère à café de muscade râpée
½ cuillère à café de cannelle
Framboises fraîches à servir

MODE D'EMPLOI **et durée totale : env. 25 minutes**

Combinez tous les ingrédients dans votre Instant Pot. Versez 2 tasses
d'eau. Sceller le couvercle et cuire
Manuel pendant 15 minutes à High. Faites un relâchement rapide de la
pression. Laisser refroidir quelques minutes et servir décorer de framboises.

144 Ragoût de riz au bœuf à la bourgogne

INGRÉDIENTS pour 4 portions

1 tasse de bouillon de bœuf
2 cuillères à soupe d'huile d'olive

2 lb de steak de bœuf rond, coupé en cubes
1 tasse d'oignon, haché
1 cuillère à café de sauce au raifort
1 tasse de champignons, tranchés
1 tasse de vin rouge de Bourgogne
3 cuillères à soupe de concentré de tomate
Sel et poivre noir au goût
1 tasse de riz basmati
½ tasse de crème sure
½ cuillère à café de feuilles de thym séchées
1 feuille de laurier
2 gousses d'ail émincées

MODE D'EMPLOI et durée totale : env. 33 minutes

Ajouter le riz et 2 tasses d'eau dans la casserole intérieure et assaisonner de sel et de poivre. Sceller le couvercle et mettre sur Manuel pendant 6 minutes à High. Une fois terminé, relâchez rapidement la pression. Retirer le riz à un bol. Nettoyez la casserole et faites chauffer l'huile sur Sauté. Ajouter le bœuf, l'oignon, les champignons, la pâte de tomate, l'ail, thym, sel et poivre ; cuire 5 minutes. Verser le bouillon, le vin et le laurier. Sceller le couvercle, régler sur Manuel à haute, et cuire pendant 15 minutes. Une fois terminé, effectuez une libération rapide. Jeter la feuille de laurier et incorporer la crème sure et la sauce au raifort. Servir sur un lit de riz.

145.Risotto aux pois verts et champignons

INGRÉDIENTS pour 4 portions

2 cuillères à soupe de beurre
2 tasses de champignons Bella, tranchés
1 tasse d'oignon, haché
2 gousses d'ail émincées
1 brin de romarin, haché
1 ½ tasse de riz Arborio
¾ tasse de vin blanc

2 tasses de bouillon de légumes
Sel et poivre noir au goût
½ tasse de parmesan râpé
½ tasse de pois verts
1 cuillère à soupe de persil haché

MODE D'EMPLOI et durée totale : env. 15 minutes

Sur Sauté, faites fondre le beurre. Faire sauter les champignons, l'oignon, l'ail et le romarin pendant 5 minutes. Incorporer le riz, vin et bouillon et assaisonner de sel et de poivre. Scellez le couvercle, sélectionnez Manuel à haut, et cuire 8 minutes. Une fois éteint, faites une libération rapide. Incorporer les pois verts et le parmesan jusqu'à ce que le fromage fond. Saupoudrer de persil pour servir.

146 Riz Chili aux Légumes

INGRÉDIENTS pour 4 portions

2 cuillères à soupe de beurre
2 oignons blancs, tranchés finement
½ cuillère à café de cumin en poudre
½ cuillère à café de cannelle en poudre
1 cuillère à café de poudre de chili
2 tasses d'eau
1 orange, zestée et pressée
¾ tasse de raisins secs
1 tasse de riz basmati
¾ tasse de noisettes

MODE D'EMPLOI et durée totale : env. 25 minutes

En mode Sauté, faites fondre le beurre et faites cuire les oignons jusqu'à ce qu'ils soient ramollis, 3 minutes. Incorporer le cumin, cannelle, chili, sel et poivre pendant 30 secondes et verser l'eau, le zeste d'orange, le jus, les raisins secs et riz. Fermer le couvercle, sélectionner le riz et cuire 12 minutes. Lorsque vous êtes prêt, relâchez rapidement la pression.

Incorporer les noisettes et servir.

147.Feuilles de chou farcies au bœuf et au riz

INGRÉDIENTS pour 4 portions

1 lb de bœuf haché maigre
1 boîte (14 oz) de tomates coupées en dés
1 tasse de sauce tomate
1 tasse de riz
8 feuilles de chou, blanchies
Sel et poivre noir au goût
½ tasse de poivrons verts, coupés en dés
1 oignon, haché

MODE D'EMPLOI et durée totale : env. 40 minutes

Mélanger le bœuf haché avec les poivrons, le riz, l'oignon, le sel et le
poivre. Façonner le mélange en 8 pièces égales. Enroulez chaque partie dans une
feuille de chou en repliant les extrémités et les côtés. Dans un bol, mélangez 1
tasse d'eau, sauce tomate et tomates. Posez les rouleaux de chou au fond du pot
intérieur de votre Instant Pot.
Versez le mélange de tomates dessus et fermez le couvercle. Sélectionnez
Manuel et cuisez pendant 20 minutes à puissance élevée. Lorsque vous êtes prêt,
relâchez la pression et servez.

148 Riz basmati savoureux

INGRÉDIENTS pour 4 portions

1 tasse de riz basmati
1 branche de céleri, hachée

2 oignons nouveaux, tranchés
1 carotte, hachée
2 cuillères à café d'huile d'olive
2 c. À soupe de persil haché
Sel et poivre noir au goût
2 tasses de bouillon

MODE D'EMPLOI et durée totale : env. 20 minutes

Sur Sauté, chauffer l'huile d'olive. Cuire les oignons nouveaux, le céleri et la carotte pendant 2-3 minutes. Ajouter dans les ingrédients restants, à l'exception du persil. Appuyez sur Manual et faites cuire 10 minutes à High. Quand on est prêt, faites une libération rapide. Éplucher le riz avec une fourchette et servir garni de persil.

149 Poulet aux carottes et riz brun

INGRÉDIENTS pour 4 portions

1 tasse de riz brun
2 poitrines de poulet, coupées en dés
1 carotte, hachée
2 gousses d'ail émincées
1 oignon, haché
1 poivron, haché
2 cuillères à soupe d'huile d'olive
2 tasses de bouillon de poulet
1 cuillère à café de romarin
Sel et poivre noir au goût

MODE D'EMPLOI et durée totale : env. 40 minutes

Faire chauffer l'huile d'olive et faire sauter l'oignon, l'ail et le poivron pendant 3-4 minutes jusqu'à ce qu'ils soient tendres. Incorporer le reste des ingrédients, sceller le couvercle et cuire 15 minutes en mode manuel à haut. Quand on est prêt, faites un relâchement rapide de la pression. Servir chaud ou légèrement frais.

150 Riz à la bette, aux courgettes et aux champignons

INGRÉDIENTS pour 4 portions

1 tasse de champignons, tranchés
1 tasse de bette à carde, hachée
1 tasse de riz
1 courgette, tranchée
½ tasse de Grana Padano, râpé
1 échalote, hachée
2 gousses d'ail émincées
2 cuillères à soupe d'huile d'olive
2 tasses de bouillon de poulet
Sel et poivre noir au goût

MODE D'EMPLOI et durée totale : env. 20 minutes

Faire chauffer l'huile d'olive sur Sauté et cuire l'échalote et l'ail pendant 3 minutes. Ajouter les champignons et les courgettes ; cuire encore 3 minutes jusqu'à tendreté. Verser le bouillon de poulet et le riz. Sceller le couvercle et cuire pendant 8 minutes sur Manual at High. Lorsque vous êtes prêt, effectuez une libération rapide. Incorporer la bette à carde pendant 3 minutes.
Servir garni de fromage Grana Padano.

151.Soupe de saumon au romarin et riz

INGRÉDIENTS pour 6 portions

6 tasses de bouillon de poisson
1 cuillère à soupe d'huile d'olive
2 gousses d'ail émincées
½ cuillère à café de moutarde en poudre
½ cuillère à café de romarin sec
2 tranches de bacon, hachées
Sel et poivre de Cayenne au goût
½ lb de steaks de saumon, coupés en cubes
½ tasse de riz brun
1 tasse de champignons, tranchés
½ branche de céleri, tranchée
1 oignon, haché

MODE D'EMPLOI et durée totale : env. 39 minutes

Sur Sauté, cuire le bacon pendant 5 minutes ; réserve. Ajouter l'huile d'olive dans la casserole et faire revenir l'ail, l'oignon, céleri et champignons pendant 4 minutes. Incorporer le bouillon, la moutarde en poudre, le romarin, le saumon, le riz, le sel et poivre de Cayenne. Fermez le couvercle, sélectionnez Manuel à haute et faites cuire pendant 8 minutes. Lorsque vous êtes prêt, faites un relâchement naturel de la pression pendant 10 minutes. Servir chaud, garni de bacon.

152 Risotto aux crevettes au fromage

INGRÉDIENTS pour 4 portions

1 lb de crevettes, déveinées
1 tasse de riz arborio
2 cuillères à soupe d'huile d'olive
2 cuillères à soupe de beurre
3 tasses de bouillon de poisson
2 gousses d'ail émincées
2 échalotes, hachées
¼ tasse de vin blanc
Sel et poivre noir au goût

1 tasse de parmesan, râpé

MODE D'EMPLOI et durée totale : env. 20 minutes

Faire chauffer l'huile et faire revenir les échalotes et l'ail pendant 3
minutes. Ajouter les crevettes et cuire 3 minutes.
Incorporer le reste des ingrédients et sceller le couvercle. Faites cuire pendant 8
minutes sur manuel à haute. Quand on est prêt, faites un relâchement rapide de la
pression.
Servir garni de fromage parmesan.

153. Riz Basmati à la citrouille

INGRÉDIENTS pour 4 portions

1 cuillère à soupe d'huile d'olive
1 oignon jaune, haché
½ lb de citrouille, hachée
1 tasse de riz basmati
1 cuillère à café de poudre de curcuma
Sel et poivre noir au goût
½ tasse de noix de cajou, grillées
Coriandre hachée pour garnir

MODE D'EMPLOI et durée totale : env. 20 minutes

Appuyez sur Faire sauter et chauffer l'huile d'olive. Faites cuire l'oignon et la
citrouille pendant 6 minutes. Incorporer le riz, le curcuma, le sel, poivre et 2
tasses d'eau. Fermez le couvercle, sélectionnez Manuel et laissez cuire 6
minutes. Lorsque vous êtes prêt, faites un relâchement rapide de la pression,
épluchez le riz. Garnir de coriandre et de noix de cajou pour servir.

154.Gumbo au poulet et aux légumes

INGRÉDIENTS pour 4 portions

2 cuillères à soupe d'huile d'olive
1 carotte coupée en dés
1 oignon jaune, haché
2 gousses d'ail émincées
1 branche de céleri, hachée
1 poivron vert, haché
2 cuillères à soupe de purée de tomates
1 tasse de riz
2 piments rouges, hachés
2 tasses de bouillon de légumes
½ tasse de bébé okras
Sel et poivre noir au goût
3 cuillères à soupe de coriandre hachée
½ poitrine de poulet, hachée

MODE D'EMPLOI et durée totale : env. 15 minutes

Sélectionnez Faire sauter et chauffer l'huile d'olive. Cuire le poulet, la carotte, l'oignon, l'ail, le céleri et le poivron pendant 5 minutes. Incorporer la purée de tomates. Ajouter le riz, les piments rouges, le bouillon et les bébés okras; assaisonner avec du sel et poivre noir. Fermez le couvercle, sélectionnez Manuel et faites cuire 8 minutes à puissance élevée. Une fois terminé, faites un relâchement naturel de la pression pendant 10 minutes. Éplucher le Gumbo avec une fourchette et incorporer la Coriandre. Servir chaud.

155.Riz sauvage aux poivrons tricolores

INGRÉDIENTS pour 6 portions

2 tasses de riz sauvage
4 tasses de bouillon de légumes

½ tasse de carottes, hachées
1 poivron rouge, haché
1 poivron jaune, haché
1 poivron vert, haché
2 tomates, hachées
1 oignon rouge, haché
3 cuillères à café d'huile d'olive
1 cuillère à soupe de romarin, haché
1 tasse de pois verts
Sel et poivre noir au goût

MODE D'EMPLOI et durée totale : env. 30 minutes

Faire chauffer l'huile sur Sauté et cuire l'oignon pendant 3 minutes. Ajouter les carottes et les poivrons et cuire pour 2 plus de minutes. Incorporer les ingrédients restants, à l'exception des pois verts et du romarin. Sceller le couvercle et faites cuire pendant 8 minutes Manuel à haute. Lorsque vous êtes prêt, relâchez rapidement la pression. Incorporer le vert petits pois et cuire sur Sauté pendant 5 minutes. Servir chaud garni de romarin.

156 Risotto aux champignons et aux porcinis au fromage

INGRÉDIENTS pour 4 portions

½ tasse de fromage Pecorino Romano râpé, en réserver
1 tasse de riz Arborio
½ tasse de cèpes
1 carotte, hachée
1 oignon, haché
2 gousses d'ail émincées
2 tasses de bouillon de poulet
2 cuillères à soupe de beurre
Sel et poivre noir au goût
2 cuillères à soupe de crème épaisse

2 c. À soupe de persil haché

MODE D'EMPLOI et durée totale : env. 20 minutes

Faire fondre le beurre et faire revenir l'oignon, l'ail, la carotte, le sel et le poivre pendant 3 minutes jusqu'à ce qu'ils soient tendres et parfumé. Trancher les champignons et les ajouter avec le riz et le bouillon de poulet dans la casserole. Sceller le couvercle et cuire pendant 8 minutes en mode manuel à haute. Lorsque vous êtes prêt, relâchez rapidement la pression. Incorporer crème épaisse.
Servir saupoudrer du fromage Pecorino Romano réservé et du persil.

157.Simple riz au céleri et au jasmin

INGRÉDIENTS pour 4 portions

1 tasse de riz au jasmin
1 branche de céleri, hachée
2 oignons nouveaux, hachés
1 panais, haché
1 carotte, hachée
2 tasses de bouillon de poulet
1 cuillère à café de sauge
1 cuillère à soupe de romarin
2 cuillères à soupe d'huile d'olive
Sel et poivre noir au goût

MODE D'EMPLOI et durée totale : env. 25 minutes

Faire chauffer l'huile d'olive et faire revenir les oignons nouveaux jusqu'à ce qu'ils soient tendres, 3 minutes. Ajouter le panais, la carotte et céleri et cuire 2 minutes. Incorporer les ingrédients restants. Sceller le couvercle et cuire 10 minutes sur Manual at High. Lorsque vous êtes prêt, relâchez rapidement la pression. Servir.

158.Arroz con Lèche aux pruneaux

INGRÉDIENTS pour 6 portions

2 tasses de riz blanc
½ tasse de pruneaux, hachés
2 œufs + 1 jaune d'œuf
8 oz de lait
¼ tasse) de sucre
3 cuillères à café d'huile d'olive
¼ cuillère à café de cannelle moulue
½ cuillère à soupe d'extrait de vanille
¼ cuillère à café de sel casher
¼ cuillère à café de cardamome moulue

MODE D'EMPLOI et durée totale : env. 20 minutes

Ajouter l'huile d'olive, 1 tasse d'eau, le lait, le riz, le sucre, la cannelle, la vanille, le sel et la cardamome à l'intérieur du pot. Sceller le couvercle, appuyer sur Manuel et cuire 8 minutes à puissance élevée. Une fois prêt, faites une pression rapide libération. Ajouter les œufs battus et les pruneaux en remuant constamment. Sélectionnez Sauté et faites cuire jusqu'à ce que le mélange bout. Laisser refroidir avant de servir.

159.Daté et riz au lait aux amandes

INGRÉDIENTS pour 3 portions

1 tasse de riz
4 c. À soupe d'amandes hachées
1 cuillère à café de pâte de vanille
1 œuf plus 1 jaune
½ tasse de dattes

½ cuillère à café de graines d'anis
1 tasse de lait
¼ tasse) de sucre
½ cuillère à café d'extrait d'amande

MODE D'EMPLOI et durée totale : env. 35 minutes

Versez 1½ tasse d'eau dans votre IP et abaissez un dessous de plat. Mélanger tous les ingrédients dans une cuisson plate. Placez le plat sur le dessus du dessous de plat et couvrez de papier d'aluminium. Sceller le couvercle et cuire en mode manuel pendant 25 minutes en haut. Une fois terminé, relâchez rapidement la pression. Servir frais.

160.Chorizo et riz au fromage

INGRÉDIENTS pour 4 portions

1 cuillère à soupe d'huile végétale
4 saucisses chorizo, tranchées
2 gousses d'ail écrasées
½ tasse de sauce tamari
2 échalotes, hachées
2 tasses de bouillon de légumes
2 poivrons, tranchés
1 tasse de riz
1 tasse de Monterey Jack, râpé
Sel et poivre noir au goût

MODE D'EMPLOI et durée totale : env. 30 minutes

Faire chauffer l'huile sur Sauté et cuire l'ail et les échalotes pendant 3 minutes. Incorporer le chorizo et cuire 5 minutes. Ajouter le reste des ingrédients, sauf le fromage. Scellez le couvercle, sélectionnez Manuel et cuire 15 minutes à puissance élevée. Une fois prêt, effectuez une libération rapide. Servir garni de Monterey Jack fromage.

161 Pouding au riz sucré aux noisettes

INGRÉDIENTS pour 4 portions

1 tasse de riz au jasmin, rincé
4 tasses de lait
½ cuillère à café de poudre de muscade
1 cuillère à café d'extrait de vanille
¼ tasse de miel
½ tasse de raisins secs
¼ tasse de noisettes, hachées

MODE D'EMPLOI et durée totale : env. 15 minutes

Dans votre Instant Pot, versez le riz, le lait, la muscade, l'extrait de vanille et le miel. Scellez le couvercle, sélectionnez Manuel et cuire 5 minutes à puissance élevée. Une fois terminé, relâchez rapidement la pression. Incorporer les raisins secs pendant quelques minutes. Disposer le pudding dans des coupes garnies de noisettes.

162.Sausage pilaf aux tomates séchées au soleil

INGRÉDIENTS pour 4 portions

2 cuillères à soupe de beurre
3 gousses d'ail émincées
1 oignon blanc, haché
1 tasse de riz
6 tomates séchées au soleil, émincées
1 ½ tasse de bouillon de légumes
½ tasse de vin blanc

Sel et poivre noir au goût
½ tasse de fromage cheddar râpé
¼ tasse de crème épaisse
1 tasse de saucisses hachées
2 cuillères à soupe de basilic séché

MODE D'EMPLOI et durée totale : env. 15 minutes

Sur Faire sauter, faire fondre le beurre et cuire les saucisses, l'ail et l'oignon pendant 3 minutes. Incorporer le riz et tomates ; cuire 3 minutes. Versez le bouillon, le vin, le sel et le poivre. Scellez le couvercle, sélectionnez Manuel, et cuire 8 minutes à puissance élevée. Une fois terminé, relâchez rapidement la pression. Incorporer la crème épaisse.
Garnir de fromage cheddar et de basilic pour servir.

163 Riz espagnol avec cuisses de poulet

INGRÉDIENTS pour 4 portions

2 cuillères à soupe d'huile d'olive
1 lb de cuisses de poulet
½ poivron rouge, coupé en dés
1 oignon, haché
1 cuillère à café de paprika
1 tasse de pois verts
1 tasse de riz espagnol jaune
2 tomates, hachées
¼ tasse de vin blanc sec
3 gousses d'ail émincées
Sel et poivre noir au goût
2 tasses de bouillon de poulet

MODE D'EMPLOI et durée totale : env. 15 minutes

Faire chauffer l'huile d'olive et faire revenir le poulet, l'ail, le poivron et l'oignon pendant 3 minutes. Incorporer paprika, riz, tomates, pois, sel et poivre et versez le vin et le bouillon. Scellez le couvercle, sélectionnez Manuel et faites cuire pendant 8 minutes à puissance élevée. Lorsque vous êtes prêt, effectuez une libération rapide. Servir.

CONCLUSION

Je remercie tous mes chers lecteurs et tous ceux qui m'ont beaucoup encouragé à écrire Ce livre. C'est un travail pénible mais très merveilleux. Je vous souhaite une bonne santé pour toutes et tous et un bien-être et j'espère que je vous ai fourni toutes les informations nécessaires dont vous avez besoin.

Cher lecteur, je sais bien aussi que vous êtes très satisfait et heureux de ce merveilleux défi, et c'est le moment de prendre le contrôle de votre santé pour être la meilleure version de vous-même !

Alors, embarquez pour un voyage, un aller sans retour vers une nouvelle vie, une vie sans fringales, sans coups de pompe, débarrassée des kilos superflus, une vie immunisée contre les maladies métaboliques...BONNE CHANCE.